하고 안 하고 법칙
셀프벌침표준, 정통성기봉침, 배설이야기 5

하 고 안 하 고 법 칙

셀프벌침표준
정통성기봉침
배 설 이 야 기

초판 1쇄 발행일 2014년 6월 20일
초판 3쇄 발행일 2019년 7월 15일

지은이 양광환
펴낸이 모드공짜출판사(대표 양광환)

주소 충북 청주시 서원구 사창동 129-7번지
대표전화 043-276-2366
이메일 kwanghwany@naver.com
c 2014. 양광환

ISBN 978-89-962425-6-7 (13510)

이 도서의 국립중앙도서관 출판시도서목록(CIP)은 서지정보유통지원 시스템
홈페이지(http://seoji.nl.go.kr)와 국가자료공동목록시스템
(http://www.nl.go.kr/kolisnet)에서 이용하실 수 있습니다.
(CIP제어번호 : CIP2014017180)

하 고 안 하 고 법 칙

셀프벌침표준
정통성기봉침
배 설 이 야 기

양광환 지음

모드공짜출판사

　정통안전공짜벌침을 누구나 자유롭게 스스로 즐길 수 있는 비법
이 《벌침이야기》 교본 책 속에 세계최초로 공개된 것이 벌써 8년이
지났습니다. 수많은 벌침 마니아들이 셀프벌침을 머리에서 남녀성
기까지 자유롭게 안전하게 공짜로 즐기고 있습니다. 벌침은 모든 질
병에 이롭습니다. 이에 벌침이야기 저자는 사람들이 좀 더 자신들의
건강관리를 완벽하게 할 수 있는 방법을 생각하게 되었습니다. 그것
은 벌침을 즐기면서 섭취와 배설을 원활하게 하는 것이라는 결론에
도달했습니다. 신체의 모든 건강 문제는 계통적으로 상호작용을 하
는 것이므로 종합적인 사고방식으로 건강 문제를 풀어야지만 근본
해결책을 구할 수 있습니다. 입맛에 맞는 음식만 섭취를 한다면 영
양 불균형으로 건강이 망가지게 됩니다. 맛없는 음식만 억지로 먹는
다면 영양 결핍으로 역시 건강이 무너지게 됩니다. 섭취를 균형 있

게 한다고 해도 배설을 원활하게 하지 못하면 역시 여러 가지 질병이 발병하게 됩니다. 사람이 나이가 들면 들수록 섭취와 배설의 메커니즘이 정상적으로 작동될 수 있도록 혼신의 노력을 해야 합니다. 섭취와 배설의 메커니즘은 콩가루 집안처럼 입 따로, 항문 따로 분리하여 생각하는 것이 아니랍니다. 섭취가 곧 배설이요, 배설이 곧 섭취인 것입니다. 눈에 보이는 물질적인 것들만 섭취와 배설의 대상물이 되는 것이 아니랍니다. 눈에 보이지 않는 욕심 덩어리를 계속 섭취하면서 마음속에 그런 잡스런 욕심 덩어리를 고이 간직하고 배설을 하지 못한다면 결국 질병에 시달리게 될 것입니다. 정신과 육체가 섭취와 배설의 메커니즘이 원활하게 작동될 때 비로소 건강관리에 진일보한 것입니다. 질병의 예방 및 치료에 있어서 가장 좋은 치료법은 예방입니다. 건강이 망가지기 전에 미리 건강관리를 계통적으로 하여 생고생하면서 돈 잃고 건강 잃고 결국 모든 것은 잃는 상황을 만들지 말아야 합니다. 세상엔 수많은 건강관리 방법이 있습니다. 세상에 공개된 모든 건강관리 방법을 따른다면 아마도 사람이 200살까지 살 수 있을 것이라고 벌침이야기 저자는 생각합니다. 그렇지만 사람은 100살까지 사는 것도 쉽지 않습니다. 하고 안 하고 법칙을 사람들이 이해하지 못했거나 무시했기 때문입니다. 하고 안 하고 법칙이란 아무리 좋은 건강관리 방법이 있다고 해도 행하지 않으면 무용지물이 된다는 것입니다. 즉 그 어떤 것이라도 행하지 않으면 아무런 부가가치도 얻을 수 없다는 평범한 진리의 법칙이 하고 안 하고 법칙입니다. 지금까지 사람들이 하고 안 하고 법칙을 이해하지 못했거나 무시했던 이유는 아마도 모든 것이 돈이 먼저인 세상 때문일 수도 있습니다. 돈벌이가 된다면 수단과 방법을 가리지 않고 사람들을 현혹했습니다. 그런 일들이 반복되다보니 사람들이 무조건 불신을 하는 습성을 지니게 되었고 정말로 유익한 방법이 있음에도 불구하고 양치기 소년의 거짓말처럼 믿지 않으려고 했습니다. 언젠가 한 도인과 대화를 나눌 기회가 있었습니다. 특별한 재능을 가진 천재로 태어나서 다른 사람과 달리 압축된 삶을 사는 사람은 수명이 비교적 짧다고 말했습니다. 그 이유는 어려서부터 과도한 기를 사용하면서 남들보다 더 심한 정신적 노동을 했기 때문이라고 했습니다. 공감이 가는 내용이었습니다. 우리들이 늘 복용하는 약품들도 대부분 압축된 삶을 사는 천재들 삶과 다를 바 없는 결과를 가질 수 있습니다. 당뇨병인 경우 당뇨병 약을 먹게 되는데 주로 췌장이 압축된 기능을 하게 하여 인슐린을 쥐어 짜내는 개념인 경우랍니다. 그러므로 당뇨병 약을 계속 먹으면 췌장이 혹사를 당하게 되어 결국 쉽게 노화되어 제 기능을 발휘할 수 없게 됩니다. 필자는 당뇨병 환자를 보면 혈당조절을 위해 당뇨병 약을 먹고 싶으면 먹으라고 합니다. 하지만 가장 빨리 당뇨병 약을 중단할 수 있게 건강관리를 하는 것을 잊지 않아야 된다고 말을 해줍니다. 고혈압 약, 관절염 약, 위염 약, 식도염 약, 감기 약, 피부병 약, 두통 약, 신장 약, 변비 약, 설사 약, 탈모 약, 무좀 약, 디스크 약, 항생제, 소염진통제, 간염 약 등등 인간이 복용하는 대부분의 약들은 천재의 압축된 삶을 사는 방식과 같은 개념이므로, 그런 약들은 편리하게 복용하되 반드시 가장 빠르게 복용을 중단할 수 있는 건강관리 방법을 습득하여 행해야 합니다. 중년 이후에 밥보다 약을 더 먹는 사람들이 부지기수입니다. 약 챙겨 먹다가 세월 다 보낸다는 말까지 있습니다. 약을 먹되 가능하면 빨리 끊어야 장수합니다. 벌침은 믿고 안 믿고의 문제가 아니라 하고 안 하고의 문제입니다. 셀프벌침을 공짜로 자유롭게 안전하게 즐길 수 있기 때문에 벌침에게는 그 어떤 이해관계도 존재하지 않습니다. 신이 내린 선물인 벌침은 그 누구도 음해해서는 안 됩니다. 일부 불순한 의도를 가진 벌침음해세력(사람들이 공짜벌침을 자유롭게 스스로 즐기면 손해를 본다고 믿는 세력)들이 돈을 노리고 장난을 치고 있습니다. 참으로 한심한 세력들입니다. 누구나 원하면 벌침을 즐겨서 아프지 않은 세상을 만들어야 합니다. 그리고 벌침이야기 저자가 작지만 큰 발자국을 내딛었습니다. 애완견 벌침 적응 요령을 공개했습니다. 사람과 함께 살아가는 동물들도 벌침을 안전하게 맞을 수 있어야 합니다. 사람이나 동물이나 아프면 불쌍할 테니까요. 그리고 벌침이야기 저자는 셀프벌침 표준을 설정했습니다. 함부로 제멋대로 선무당 방식으로 벌침을 맞는 것은 위험한 발상입니다. 누구나 쉽게 셀프벌침을 안전하게 즐겨 아프지 않은 삶을 살아가야겠습니다. 8년여에 걸친 벌침관련 교본 책 집필을 하면서 많은 독자들이 자신의 벌침 임상내용을 주제로 벌침이야기 저자와 대화를 나눈 것이 상당한 도움이 되었습니다. 벌침 교본 책 마무리를 하면서 다시 한 번 감사를 드립니다. 고맙습니다.

CONTENTS

3부　셀프벌침과 고질병 다스리기, 계통치료, 마크로치료법

CONTENTS

1부

section one

벌침표준

01

정통안전벌침은 절차가 생명, 자연치유법

하늘이 무너져도 벌침은 절차가 생명이다. 벌침이 아무리 건강 관리에 이롭다고 하더라도 먼저 《벌침이야기(개정증보판)과 벌침이야기2-누구나 쉽게 즐길 수 있는》교본 책 속에만 존재하는 '신체 벌침 적응 훈련'과 '남녀성기벌침 적응 훈련'을 절차대로 마무리 한 다음에 즐겨야 한다. 그렇지 않으면 아무리 공짜벌침을 즐기고 싶어도 즐길 수 없다. 훈련을 마무리 하고 난 다음에 즐기는 것은 신체에 벌독항체가 만들어지지 않은 사람이 벌침을 맞으면 낭패를 당하게 되기 때문이다. 즉 신체 벌침 적응 훈련과 남녀성기벌침 적응 훈련을 완료한 사람은 체내에 벌독항체가 생성되어 벌침을 자유롭게 안전하게 즐길 수 있는 체질이 된다. 모든 인간은 벌 알레르기 체질이다. 인간이 생존하기 위해서 외부에서 이물질이 들어오면 그것에 대항하려는 조건반사적인 반응이 알레르기 반응이다. 벌독도 이물질이므로 누구나 벌 알레르기 반응을 나타나게 되어 있다. 사람마다 정도의 차이만 있을 뿐이다. 모든 인간이 지니고 있는 벌 알레르기 반응을 극복하는 프로그램이 바로 신체 벌침 적응 훈련과 남녀성기벌침 적응 훈련이다. 달리 말하면 벌독항체 생성 훈련 과정이라고 이해할 수 있다. 《벌침이야기》교본 책 속에만 존재하는 신체 벌침 적응 훈련과 남녀성기벌침 적응 훈련 프로그램은 누구나 벌 알레르기가 매우 심하다고 단정을 하고 아주 서서히 미세하게 벌독을 신체에 주입하면 벌독항체가 만들어지게 하는 프로그램이다. 그러므로 체계적으로 훈련과정을 마무리 한다면 누구나 벌침을 자유롭게 스스로 안전하게 즐길 수 있는 체질이 만들어지게 된다. 그런 체질이 만들어진 사람을 벌침 마니아라고 한다. 필자가 신체 벌침 적응 훈련과 남녀성기벌침 적응 훈련을 창시하여 세상에 공개한 것이 8년 전인 2006.5월이다. 당시까지만 해도 벌 알레르기 테스트를 하여 벌침을 맞을 수 있는 사람과 벌침을 맞을 수 없는 사람으로 이원화했기 때문에 모든 사람이 벌침을 맞을 수 없는 구조였다. 하지만 필자가 창시한 신체 벌침 적응 훈련과 남녀성기벌침 적응 훈련 프로그램으로 인하여 모든 사람들이 벌침을 자유롭게 안전하게 즐길 수 있는 길이 열렸다. 즉 모든 사람은 벌 알레르기 테스트를 해보나마나 벌 알레르기가 심하다고 여기고 아주 미량의 벌독을 서서히 신체에 주입하면 벌독항체가 만들어지게 되고 그러면 벌침을 자유롭게 스스로 즐길 수 있다. 양봉인들이 엄마 배 속으로부터 벌독항체가 만들어진 것이 아니다. 양봉을 시작하면서 꿀벌에게 쏘이게 되었고 그러면서 서서히 벌독항체가 체내에 만들어졌다. 인류 역사와 함께 시작한 양봉의 역사를 뒤돌아보면 누구나 원하면 양봉을 할 수 있다. 특별한 체질을 가진 사람들만 양봉을 하는 것이 아니다. 양봉을 시작할 때 체질검사를 하거나 벌 알레르기 테스트를 하는 것이 아니다. 그냥 하고 싶으면 누구나 하면 된다. 세상 어느 나라에도 양봉 체질 테스트를 하는 곳이 없다. 《벌침이야기》교본 책이 세상에 출간된 이후로 많은 사람들이 셀프벌침을 공짜로 머리에서 남녀성기까지, 모든 암에서 모든 질병까지 안전하게 즐기고 있다. 《벌침이야기》교본 책은 지적재산권이므로 앞으로 100년 이상은 다른 곳에는 존재할 수 없다. 이렇게 지적재산권임을 밝혀두는 이유는 불순한 의도를 가진 벌침음해세력(국민들이 공짜벌침을 즐기면 손해를 본다고 믿는 선무당 사이비벌침세력)들이 돈을 노리고 잘못된 내용으로 낚시글을 올리면서 장난을 치다가 낭패를 당하게 하는 일이 일어나기 때문이다. 선무당벌침은 통하질 않는다는 것을 역으로 강조하여 사람들이 낭패를 당하는 것을 방지하기 위함이다. 즉 정통안전벌침은 《벌침이야기》교본 책만을 통해야 한다는 것을 강조하는 것이다. 벌침에게는 그 어떤 장난도 통하지 않는다. 어느 누가 정통안전공짜벌침을 즐기면서 벌침음해세력(국민들이 공짜벌침을 자유롭게 스스로 안전하게 즐기면 손해를 본다고 믿는 세력)들의 농간에 놀아날 수 있단 말인가? 얼마 전에 지방의 일간지에 의하면 울산에서 벌독을 증류수에 탄 주사기벌침을 동료에게 놓아주었는데 혼수상태가 되어 중환자실에 입원했다는 언론보도가 있었다. 벌독을 주사기벌침으로 만들 때 1회 주사액에 얼마나 많은 양의 벌독을 혼합했는지 궁금할 따름이다. 1회 주사액에 꿀벌 20여 마리 분의 벌독을 전부 희석했다면 초보자에게 꿀벌 20여 마리 분이 전부 주사된 것인데 그러면 치사량 컨트롤이 상당히 어려울 수밖에 없다.《벌침이야기》교본 책 속에서 초보자가 첫째 날 벌침을 맞을 때 벌 알레르기가 심한 사람 기준으로 꿀벌 2마리로 2방 맞는데, 그것도 벌침 1방의 기준이 벌침을 놓자마자 즉시 손톱으로 몸에 박힌 침을 긁어서 빼내는 방법이므로 아주 미량으로 벌독을 섭취하는 개념이다. 물론 벌 알레르기가 심하지 않은 사람은 같은 방법으로 4방을 맞는데 역시 꿀벌을 핀셋으로 잡아 벌침을 놓자마자 즉시 중지손톱으로 긁어서 제거하는 것이므로 아주 소량이므로 안전벌침이다. 주사기벌침을 굳이 맞을 필요가 없다. 치사량 컨트롤이 어렵고 비용도 많이 들고 팔팔 살아있는 꿀벌의 자연산 신선한 벌독을 소량으로 주입할 수 있는 방법이 있음에도 불구하고 주사기벌침을 취하는 것은 논리적으로나 세상이치상으로 맞지 않다고 생각한다. 환경문제도 역시 골치 아플 것이다. 1회용 주사기, 빈병, 등의 쓰레기와 주사액을 보관하기 위한 냉장고, 유통비용 등의 역기능이 너무 많다. 종종 한의원에서도 팔팔 살아있는 꿀벌로 직접 벌침을 놓아주는 곳이 보이기도 한다. 광주에서 절차를 무시한 벌침을 놓다가 사람이 죽었다는 언론보도도 있었다. 벌침은 절차가 생명이라는 사실을 알았더라면 하는 아쉬움이 있다. 어찌됐든 벌침은《벌침이야기》 책 속의 절차와 방식을 따르는 것이 정통안전벌침이다.

02

정통안전벌침표준과
즐기는 요령

❖ … 먼저 《벌침이야기(개정증보판)-누구나 쉽게 즐길 수 있는》교 본 책을 정독 후 신체 벌침 적응 훈련 요령대로 첫째 날부터 벌침을 맞는다. 《벌침이야기》교본 책 속의 벌침 맞을 때 주의사항에 있는 것처럼 처음 벌침을 맞는 사람이라면 무조건 벌 알레르기가 심한 사 람이라고 단정을 하고 벌 알레르기가 심한 사람용 프로그램을 따라 훈련을 시작하고 마무리 한 다음 정상인용으로 다시 신체 벌침 적응 훈련을 마무리 한다. 왜 그러냐고 필자에게 묻는다면 벌침은 그것 이 정답이며 그렇게 해야만 제대로 벌침 마니아가 될 수 있기 때문 이다. 신체에 벌독항체가 제대로 만들어져야지 선무당 방법으로는

신체에 골고루 벌독항체가 만들어지지 않아 불확실성으로 인하여 벌침을 자유롭게 스스로 즐길 수 없다. 최소한《벌침이야기》교본 책으로 훈련을 마무리 하면 벌침을 자유롭게 즐길 수 있는 체질이 되기 때문이다. 필자가 확인한 바로는 양봉을 3년 한 사람도 신체 벌침 적응 훈련을 하면서 명현반응 같은 것이 다시 나타나기도 했다. 그러므로 잘못된 벌침방식으로 어설프게 벌침을 맞은 사람이라면 반드시《벌침이야기》교본 책 속의 신체 벌침 적응 훈련을 다시 해야된다.그것은 벌독항체가 체내에 만들어졌는지 여부에 대한 불확실성을 제거하기 위함이다. 필자가 늘 강조하는 것처럼 벌침에 입문하려면 무조건《벌침이야기》교본 책의 절차대로 처음부터 해야지 시간낭비, 돈낭비, 낭패 피해를 피할 수 있다. 신체 벌침 적응 훈련을 마무리 한 다음《벌침이야기(개정증보판)과 벌침이야기2-누구나 쉽게 즐길 수 있는》교본 책을 따라 남녀성기벌침 적응 훈련도 마무리 하면 진정한 벌침 마니아가 될 수 있다.

❖ … 벌침을 즐기기 위해 꿀벌을 핀셋으로 잡을 때는 끝이 뭉툭한 일반 핀셋을 사용하는 것이 좋다. 꿀벌을 핀셋으로 잡은 손이 오른손이라면(왼손잡이는 왼손 사용) 검지와 엄지손가락으로 핀셋을 이용하여 꿀벌을 잡아《벌침이야기》교본 책 속의 벌침용 혈자리를 참고하여 족삼리혈(좌, 우)에 꿀벌의 꽁무니를 살짝 대면 꿀벌이 침을 놓는다. 그러면 놓자마자 즉시(0.5초 이내) 핀셋을 잡은 손의 중지손톱으로 긁어서 몸에 박힌 침을 빼내야 한다.

❖ … 벌침을 즐길 때 손이 닿지 않는 일부 등 부위를 제외하고는 모든 곳에 셀프벌침이 가능하다. 즉 때밀이의 도움을 받아야 때를 밀 수 있는 부위 정도를 제외하고는 손이 닿은 부위라면 어느 곳이든 스스로 벌침을 즐길 수 있다. 바로 중지손톱이나 핀셋을 잡지 않은 손의 손톱으로 긁어서 침을 빼내면 되기 때문이다. 또한 벌침은 벌독주사 효과가 대부분이므로 《벌침이야기》교본 책 속의 벌침용 혈자리를 약간씩 어긋나게 맞는 것이 좋다. 벌침 맞은 흔적이나 흉터, 화농 등을 예방해야 하기 때문이다. 그러므로 일부러라도 벌침용 혈자리나 아시혈(환부, 아픈 부위)에 벌침을 맞을 때 조금씩 벗어나면서 맞아야 한다. 《벌침이야기》교본 책이 출간되어 공짜벌침을 사람들이 즐기게 되자 일부 잡상인 불법 사이비벌침세력들이 쇠침을 맞는 혈자리를 말하면서 고주알미주알 혈자리가 어쩌고저쩌고 하면서 사람들을 현혹하기도 한다. 하지만 벌침을 잘못 이해한 선무당세력들이다. 벌침은 벌독주사 효과가 대부분이라는 사실을 모르는 어리석은 행동인 것이다. 그리고 벌침은 몸을 전체적으로 면역력을 증가시켜 모든 질병의 예방 및 치료를 하는 마크로치료법이다. 일부에서 병증별 혈자리가 어쩌고저쩌고 하기도 하지만, 성인병이나 노인병은 대부분 셋트 메뉴로 발병한다는 사실을 모르는 어리석은 벌침인 것이다. 당뇨병, 고혈압, 만성피로, 지방간, 고지혈증, 관절염, 두통, 전립선염, 하지정맥류 등의 질병이 찾아온 사람에게 병증별로 혈자리를 찾아 맞으라면 수백 방을 맞으라는 이야기인데 그러면 질병을 물리치기 전에 벌침으로 사람이 죽게 된다. 이렇게 벌침상식

을 제대로 이해하지 못하면 위험한 벌침인 것이며, 벌침이 마크로치료법이라는 사실을 모르는 우매한 세력들의 장난이므로 제대로 알고 벌침에 접근해야 한다.

❖ … 벌침은 꿀벌 1마리로 1곳에 맞아야 한다. 즉 1봉1처가 원칙이다. 가장 신선한 벌독을 주입하기 위한 위생벌침 표준이다.

❖ … 핀셋으로 꿀벌을 잡은 손의 중지손톱으로 몸에 박힌 벌침을 긁어서 빼내는 것이 유리한 이유는 벌독이 주입되는 양을 통제할 수 있기 때문이다. 벌침을 맞고 놓자마자 즉시(0.5초 이내) 몸에 박힌 침을 중지손톱으로 긁어서 빼내는 방법(핀셋을 잡지 않은 손의 검지손톱으로 긁는 것과 같은 개념)과 핀셋을 잡지 않은 손의 검지와 엄지손가락으로 집어서 빼내는 방법, 벌침을 맞고 핀셋의 잡은 꿀벌을 놓은 다음 핀셋으로 몸에 박힌 침을 집어서 빼내는 방법 등이 있으나, 그 중에 가장 편리하고 안전한 방법이 중지손톱으로 긁어서 침을 빼내는 것이다. 물론 핀셋을 잡지 않은 손의 손톱을 이용하여 몸에 박힌 침을 긁어서 제거하는 것도 좋으나 오른손잡이가 왼팔에 벌침을 맞을 때 사용할 수 없는 방법이다. 다른 부위라면 그렇게 해도 무난하다. 오른손잡이가 오른쪽 어깨결림이 있어서 벌침을 즐길 때 먼저 오른손으로 핀셋을 이용하여 꿀벌을 잡은 후 왼손으로 핀셋을 옮겨 잡은 다음 오른쪽 어깨의 아시혈(환부)에 벌침을 맞고 왼손 중지손톱으로 긁어서 침을 빼내면 편리하다. 허리벌침을 즐길 때는 오른손잡이라면

역시 오른손으로 핀셋을 이용하여 꿀벌을 잡은 다음 허리의 아시혈 (환부)에 벌침을 놓고 왼손 검지나 중지손톱으로 몸에 박힌 침을 긁어서 빼내거나 오른손 중지손톱으로 긁어서 침을 빼내면 된다. 보이지 않는 부위라도 촉감으로 침을 긁어서 빼내는 것이다. 이런 방법으로 목 부위에 벌침을 맞거나 머리 부위에도 혼자서 벌침을 즐길 수 있다. 머리 부위인 백회혈 같은 곳에 벌침을 즐길 때는 거울 앞에서 왼손의 검지와 중지손가락으로 머리카락을 벌리고 오른손으로 핀셋을 이용하여 잡은 꿀벌로 벌침을 맞고 놓자마자 즉시 오른손 중지손톱으로 침을 긁어서 빼내면 된다. 물론 꿀벌을 잡았던 핀셋으로 이용하여 침을 빼내기도 하지만 초보자에게는 위험한 방법이다. 핀셋으로 꿀벌을 잡아 벌침을 놓고 침을 놓은 꿀벌을 핀셋에 힘을 주어 죽이고 놓은 다음 그 핀셋으로 다시 몸에 박힌 침을 집어서 빼내는 방법인데 침을 빼내는 시간이 오래 걸리므로 초보자는 사용하지 말아야 한다. 그리고 그렇게 침을 빼내다가는 신체의 특정 부위만 셀프벌침을 스스로 즐길 수 있으므로 별로 권하고 싶은 방법이 아니다. 다만 성기벌침을 즐길 때 벌침을 맞은 부위가 말랑말랑하므로 손톱으로 즉시 침을 긁어서 빼낼 수 없을 때 핀셋을 잡지 않은 손의 검지와 엄지손가락으로 집어서 빼내거나 또는 꿀벌을 잡았던 핀셋으로 침을 집어서 빼낼 수 있다. 벌침을 놓고 침을 금방 빼내는 것에 대한 상대시간을 생각해보면 핀셋을 잡은 손의 중지손톱으로 침을 놓자마자 즉시(0.5초 이내) 몸에 박힌 침을 긁어서 빼내는 것과 다른 방법으로 1초나 2초 만에 침을 빼내게 되면 2~4배의 벌독이 몸속으로 들어가게 되므로 주의해야 한다. 절대시간으로는 0.5초나 1~2초가 그다지 차이가 나지 않지만 상대시간으로는 2~4배나 많은 양의 벌독이 더 들어갈 시간이라는 것을 깨우쳐야 한다. 야외에서 핀셋이 없이 손가락벌침을 즐길 때도 꿀벌의 날개나 몸통을 오른손 검지와 엄지손가락(왼손잡이는 왼손을 사용)으로 살며시 잡아 벌침을 맞고자 하는 부위에 꿀벌의 꽁무니를 대고 벌침을 맞은 후 즉시 꿀벌을 잡은 손의 중지손톱으로 몸에 박힌 침을 긁어서 빼내면 된다. 《벌침이야기(개정증보판)과 벌침이야기2-누구나 쉽게 즐길 수 있는》이나 《벌침봉침임상소설-질병과의 전쟁》 그리고 《헛개나무이야기와 정통벌침봉침4-간이 배 밖으로 나오다》 라는 교본 책 속의 벌침 1방은 벌침을 놓자마자 즉시(0.5초 이내) 중지손톱으로 긁어서 몸에 박힌 침을 빼내는 것을 나타낸다. 다만 남녀성기벌침을 맞을 때는 침을 긁어서 빼내는 것이 아니라 핀셋을 잡지 않은 손의 검지와 엄지손가락으로 성기에 박힌 침을 집어서 빼내거나 침을 맞고 난 후 꿀벌을 잡은 핀셋에 있는 꿀벌을 놓고 그 핀셋으로 침을 집어서 빼낸다. 하지만 신체 벌침 적응 훈련을 마무리 한 다음에 남녀성기벌침에 입문하므로 어느 정도 신체에 벌독항체가 만들어졌으므로 약간 늦게 빼내도 문제가 없다.

❖ … 벌침을 즐길 때 꿀벌의 꽁무니를 맞고자 하는 부위에 갖다댈 때의 압력에 대하여 고려해야 한다. 핀셋이나 손가락으로 꿀벌을 잡아 벌침을 맞고자 하는 부위에 살며시 갖다 대는 것이 원칙이다.

세게 갖다 대면 벌침이 몸속으로 깊게 들어가므로 좋지 않다. 그렇게 되면 초보자 시절 벌독 양이 많이 들어갈 수 있으며, 또 다른 문제는 벌침의 끝 부위가 작살 모양과 같아서 벌침을 맞고 몸에 박힌 침을 빼낼 때 침의 끝단 부위가 몸속에 잔류하는 양이 많아지게 되어 화농이 발생하거나 벌침 맞은 흔적이 나타나게 되며, 오랜 기간 동안 벌침을 그렇게 즐기면 피부 변색이 될 가능성도 있다. 그러므로 벌침을 살며시 대는 것이다. 그러니까 팔팔 살아있는 꿀벌로 벌침을 즐길 때 꿀벌이 가지고 있는 쏘는 힘만으로 즐긴다는 개념을 가져야 한다. 인위적으로 힘을 가해 벌침을 즐길 필요가 없다. 꿀벌이 비실거릴 경우 핀셋으로 꿀벌을 잡아 꽁무니를 맞고자 하는 부위에 살짝 대고 핀셋을 잡지 않은 손의 검지로 꽁무니를 살며시 누르면서 침을 맞을 수도 있으나 꿀벌이 스스로 쏘는 힘이 없을 때만 그렇게 하면 된다.

❖ ⋯ 벌침은 위생벌침이어야 한다. 위생벌침을 즐기는 방법은 싱싱하게 팔팔 살아있는 꿀벌로 직접 벌침을 맞고 놓자마자 즉시 몸에 박힌 침을 손톱으로 긁어서 빼내는 것이다. 침을 늦게 뽑거나 미리 꿀벌의 꽁무니에서 침을 뽑아 맞는 발침이라는 것은 비위생적인 벌침이므로 사용하지 말아야 한다. 그 이유는 꿀벌의 몸에서 독낭이 분리될 때 창자나 근육이 파열되어 끊어진 단면 부위를 통하여 꿀벌의 똥, 오줌, 체액 등의 이물질이 모세관현상에 의해 독낭에 혼입된다. 벌침은 침 끝단 부위가 인간의 피부에 잔류하는 구조이므로 이

물질이 사람에게 전해지게 되어 쇼크 등의 낭패를 당할 수 있다. 필자는 경험한 바로는 종종 신체 벌침 적응 훈련을 정상적으로 마무리한 사람들 중에서 침을 늦게 뽑거나 독낭을 미리 분리해서(발침) 맞을 때 쇼크, 두드러기, 오한 등으로 고생을 하는 이들을 보았다. 그러므로 반드시 벌침을 즐길 때는 위생벌침으로 즐겨야 하며 비위생벌침을 절대로 즐기지 말아야 한다. 아직도 잘못된 비위생벌침을 행하는 세력들이 있으나 벌침음해세력(국민들이 공짜벌침을 자유롭게 스스로 안전하게 즐기면 손해를 본다고 믿는 세력)들이 대부분이다. 위생벌침이 있음에도 불구하고 그런 짓을 하는 것은 아마도 벌침이 매우 어렵다는 것을 국민들에게 보여주려는 얄팍한 장난에 지나지 않는다. 그렇게 해야 국민들이 자신들에게 돈을 주고 벌침을 맞을 것이라는 착각이 그런 멍청한 짓을 하게 만들었다고 본다. 참으로 한심한 벌침음해세력들이다. 벌독을 더 많이 섭취하고 싶은 사람은 벌침을 싱싱한 꿀벌로 몇 방 더 맞으면 된다. 벌침음해세력들 중에 유침이라는 말을 사용하면서 벌침을 맞고 오래 꽂아두는 경우도 있는데 아주 불결한 비위생적인 방법이며 벌독과 이물질이 함께 과하게 들어가서 낭패를 당하기도 한다. 주사기벌침 방법도 역시 위생문제가 심각하게 발생할 수 있다. 제조과정에서 불순물이 섞일 수 있으며, 유통과정에서 일정 온도를 유지하면서 냉장보관을 해야 하므로 변질될 수 있다. 그리고 유통기간 관리도 엄격하지 않으면 변질된 주사기벌침을 맞을 수도 있다. 그리고 잘못된 벌침이 또 하나 더 있다. 냉동벌침이라는 것인데 꿀벌을 냉동실에 얼려서 벌침을 맞는 방법인데 왜 그렇게 하는지 필자는 아무리 해도 이해가 가지 않는다. 일 년 365일 팔팔 살아있는 싱싱한 꿀벌을 구할 수 있는데 군이 꿀벌을 냉동시켜 벌침을 맞는다고 하는 것은 지나가는 소가 웃을 일이다. 위생벌침은 팔팔 살아있는 싱싱한 꿀벌로 직접 침을 맞고 놓자마자 즉시 중지손톱으로 긁어서 몸에 박힌 침을 빼내는 것이다.

❖ … 벌침은 음식 및 체질과 무관하다. 벌침은 밥과 같은 것이다. 병원에 입원하여 처방약을 복용할 때도 밥은 먹는다. 벌침이 밥과 같으니 누구나 쉽게 즐길 수 있다. 돼지고기, 소고기, 닭고기 등과 같은 음식을 즐길 때도 밥을 함께 먹듯이 벌침은 음식 종류와 관계가 없다. 술도 음식이므로 과음만 하지 않는다면 벌침과 무관하다. 과음은 벌침을 즐기든 안 즐기든 건강에 해롭다. 사상체질과 벌침은 무관하다. 쉽게 이해하려면 양봉을 할 때 특별한 체질(태양인, 태음인, 소양인, 소음인)인 사람만 양봉을 할 신체조건이라고 하지 않는다. 그 누구나 원하면 양봉을 직업으로 가질 수 있다. 양봉을 직업으로 삼은 사람들은 늘 꿀벌에게 쏘이면서(벌침을 맞으면서) 생활하므로 비양봉인에 비해 건강하게 무병장수 한다.

❖ … 벌침을 즐겨 벌독이 체내에 들어오면 맡은 바 책무를 다 하고 폐독이 된다. 폐독은 간이나 콩팥 등에서 걸러 오줌이나 땀, 똥 등으로 체외로 배출될 것이다. 하지만 벌침을 과하게 맞게 되면 잔류 폐독이 있을 수 있으므로 필자가 《헛개나무이야기와 정통벌침봉

침4-간이 배 밖으로 나오다》라는 교본 책에서 벌침 마니아들은 반드시 공짜벌침을 즐기면서 헛개나무 제대로 달여 마시기를 병행하라고 했다. 간이나 콩팥에 낀 폐독 찌꺼기를 제거하는데 이로운 것이 헛개나무 제대로 달여 마시기라는 것이다. 그리고 벌침은 신체에 열을 가하는 온열작용을 하는 것이므로 서늘한 기운의 헛개나무 달여 마시기를 하면 간에 가해진 열을 식혀주는 역할도 한다. 따라서 벌침 마니아들은 헛개나무 제대로 마시기를 병행하는 것이 좋다. 초보자 시절 벌침을 과하게 즐겨 열꽃이 피는 경우도 있으니 간에 열을 제거하면서 벌침 마니아 생활을 하는 것이 필요하다.

03

남녀공짜성기벌침과 유산균이야기, 대장균, 유해균, 감기 바이러스

벌침 마니아가 되어 벌침을 취미로 즐길 때 성기벌침을 과하게 즐기는 사람들이 있다. 남녀성기벌침을 즐기는 이유는 남성이라면 전립선 건강관리와 발기부전, 성기보정, 방광염, 신장염, 왜소 콤플렉스 극복 등이 목적이지만 《벌침이야기》교본 책에서 말한 것처럼 어디까지나 주목적은 전립선비대증, 요도염, 발기부전, 방광염, 고환암, 정계정맥류, 신장염, 오줌발 약함 개선, 전립선염, 전립선암 등의 생식기 관련 질병의 예방 및 치료에 도움이 되고자 즐기는 것이다. 60세 이상의 남성 50%이상이 전립선비대증으로 고생을 하고 있다. 이런 이유로 성기벌침을 적당히 즐기면 되는데 성기보정, 왜소 콤플렉스를 위해 과하게 즐기는 사람들도 있다. 여성 성기벌침도 질건조증, 질염, 자궁근종, 자궁경부암, 난소암, 냉대하, 대상포진, 불감증, 성기변색방지, 신장염, 방광염, 요도염, 요실금 등의 예방을 위해 사람들이 즐기고 있다. 감기 바이러스가 있는데 바이러스를 죽일 수 있으려면 충분한 양의 벌침을 맞아야 한다. 그러면 감기 바이러스를 죽이면서 인체에 유익한 균까지도 죽일 수 있다. 특히 성기벌침을 욕심내서 즐기면 대장균까지도 함께 죽일 수 있다. 대장균에는 인체에 해로운 것도 있고 이로운 것도 있다. 성기벌침을 과하게 즐긴다면 대장균이 많이 죽게 되는데 유해균과 유산균 가리지 않고 죽게 된다. 유해균만 죽으면 좋으련만 그렇지 않으니 벌침 마니아가 되어 성기벌침을 즐길 때 대장 건강에 이로운 유산균을 별도로 구하여 복용하면 대장환경이 상당히 좋아지게 된다. 그 이유는 벌독이 유해균과 유산균을 동시에 죽이지만, 유산균을 별도로 보충한다면 대장환경은 유산균이 월등히 많아지게 되어 변비, 염소똥 같은 모양의 똥, 검은색 똥, 냄새나는 방귀 등을 사라지게 할 수 있다. 나이가 들면서 대장환경을 잘 관리해야 한다. 나이가 들면 대장에 좋지 않은 음주, 흡연, 과한 고기섭취 등으로 유산균보다는 유해균들이 득실거리게 된다. 그러면 대장에 용종이 생기고 심하면 대장암이 발병하기도 한다. 하지만 격무에 시달리면서 스트레스를 강하게 받아야 하는 여건이므로 회식 자리를 피할 수 없고, 음주와 흡연을 완전히 중지하기도 어렵다. 그러므로 벌침 마니아가 되어 성기벌침을 즐기면서 대장균을 죽이되 대장에 유익한 유산균을 보충하면서 대장환경을 건강에 이롭게 유지시킬 필요가 있다. 나중에 '배설이야기'라는 글들에서 언급하겠지만 유산균을 보충하는 것과 함께 음식을 배설에 유리한 식단으로 바꿔야 한다. 물을 충분히 마시면서 딱딱한 변이 대장에 오래 머물지 않도록 하는 것도 잊지 말아야 한다. 대장이 편해야 간이 편하고 간이 편해야 혈액이 맑아지고 면역력이 강화된다. 남녀 공히 성기벌침을 즐길 때는 별도로 유산균을 보충하여 대장환경을 건강에 이롭게 유지하려는 노력이 필요하다. 요즘은 유산균을 캡슐에 담아 복용하기 쉽게 만들어진 제품들도 많으며 쉽게 구입할 수 있다. 시원한 배변과 대장환경 개선을 위하여 반드시 《벌침이야기》교본 책대로 절차에 따라 안전하게 적당히 성기벌침을 즐기면서 유산균을 보충하는 습관을 지녀야 한다.

04

애완견 벌침 적응 요령, 고양이벌침, 진돗개벌침, 똥개벌침

애완견을 기르는 사람들이 늘고 있다. 애완견을 기르면서 털을 깎아주고 여러 가지 질병에 대한 예방접종을 해주는 일이 힘든 일과이다. 물론 목욕을 시켜주는 것도 만만치 않으나 애완견에게 목욕을 자신이 직접 시켜줄 수 있으며, 그 기쁨도 상당하므로 귀찮다고 여기는 사람들은 거의 없다. 애완견에게 벌침을 놓아주면 각종 질병의 예방 및 치료에 많은 도움이 된다. 피부병, 중이염, 홍역, 감기, 기생충, 당뇨병, 관절염, 고혈압, 고지혈증 등등 애완견도 어지간한 인간 성인병 수준의 질병을 앓기 때문이다. 특히 나이가 들어감에 따라 애완견들의 질병의 발병률은 높아만 간다. 그렇다고 애완견에게 무턱대고 벌침을 놓아줄 수는 없는 일이므로 필자가 애완견 벌침 적응 요령을 공개하고자 한다. 애완견 벌침 적응 훈련을 할 때 반드시 교본 책대로 따르되 벌침 마릿수를 늘리거나 앞당겨 놓지만 않으면 문제가 없다. 즉 48시간 지나서 훈련을 계속하는 것은 무방하다.

〈애완견 벌침 적응 요령〉

❖ … 첫째 날 : 핀셋으로 꿀벌을 잡아 좌측 엉덩이 바깥 쪽 중앙 부위 정도에 벌침을 1방만 놓는다. 핀셋을 잡은 손의 중지손톱으로 피부에 박힌 침을 놓자마자 즉시 긁어서 빼낸다. 벌침을 놓는 위치는 꼬리가 시작되는 부위에서 목 방향으로 5cm 정도 그리고 아래 방향으로 5cm정도 되는 지점 부위이다. 처음 벌침을 놓을 때는 침을 빼주어야 하지만 적응 훈련을 마쳤을 적에는 침을 빼주지 않을 경우 애완견 스스로 혀로 핥아 빼내는 경우도 있다. 애완견이 벌침에 대한 공포심을 느끼지 않게 해주려면 침을 빼주는 것이 좋다. 벌침을 애완견에게 놓을 때 애완견들은 후각이 발달되어 있어 꿀벌냄새에 민감하므로 가능하면 애완견을 움직이지 못하게 잡아주는 사람의 도움을 받는 것이 편리하다. 애완견을 한 사람이 안고 있게 하여 벌침을 놓는다. 덩치가 큰 개들은 개집에 들여보내 움직임이 둔할 때 놓아준다. 털이 많은 애완견에게 벌침을 놓을 때는 핀셋을 잡고 벌침을 놓는 사람이 핀셋을 잡지 않은 손의 검지와 엄지손가락으로 털

을 벌리고 놓는다. 벌침 마니아들이 백회혈에 벌침을 즐기는 방법과
같다.

❖ … 둘째 날 : 첫째 날 벌침을 놓고 48시간 지나서 핀셋으로 꿀
벌을 잡아 우측 엉덩이 바깥 쪽 중앙 부위 정도에 벌침을 1방만 놓는
다. 핀셋을 잡은 손의 중지손톱으로 피부에 박힌 침을 놓자마자 즉
시 긁어서 빼낸다. 벌침을 놓는 위치는 꼬리가 시작되는 부위에서
목 방향으로 5cm 정도, 아래 방향으로 5cm정도 되는 지점 부위이
다. 처음 벌침을 놓을 때는 침을 빼주어야 하지만 적응 훈련을 마쳤
을 적에는 침을 빼주지 않을 경우 애완견 스스로 혀로 핥아 빼내는
경우도 있다. 애완견이 벌침에 대한 공포심을 느끼지 않게 해주려면
침을 빼주는 것이 좋다.

❖ … 셋째 날 : 둘째 날 벌침을 놓고 48시간 지나서 핀셋으로 꿀
벌을 잡아 좌측과 우측 엉덩이 바깥 쪽 중앙 부위 정도에 벌침을 각
각 1방씩 2방을 놓는다. 핀셋을 잡은 손의 중지손톱으로 피부에 박
힌 침을 놓자마자 즉시 긁어서 빼낸다. 벌침을 놓는 위치는 꼬리가
시작되는 부위에서 목 방향으로 5cm 정도, 아래 방향으로 5cm정도
되는 지점 부위이다. 처음 벌침을 놓을 때는 침을 빼주어야 하지만
적응 훈련을 마쳤을 적에는 침을 빼주지 않을 경우 애완견 스스로
혀로 핥아 빼내는 경우도 있다. 애완견이 벌침에 대한 공포심을 느
끼지 않게 해주려면 침을 빼주는 것이 좋다.

❖ ··· 넷째 날 : 셋째 날 벌침을 놓고 48시간 지나서 핀셋으로 꿀벌을 잡아 좌측과 우측 앞발 무릎관절 부위(애완견을 앞에서 바라봤을 때 무릎관절 중앙 부위) 정도에 벌침을 각각 1방씩 2방을 놓는다. 핀셋을 잡은 손의 중지손톱으로 피부에 박힌 침을 놓자마자 즉시 긁어서 빼낸다. 처음 벌침을 놓을 때는 침을 빼주어야 하지만 적응 훈련을 마쳤을 적에는 침을 빼주지 않을 경우 애완견 스스로 혀로 핥아 빼내는 경우도 있다. 애완견이 벌침에 대한 공포심을 느끼지 않게 해주려면 침을 빼주는 것이 좋다.

❖ ··· 다섯째 날 : 넷째 날 벌침을 놓고 48시간 지나서 핀셋으로 꿀벌을 잡아 머리의 양쪽 귀 사이 중앙 부위 정도에 벌침을 1방만 놓는다. 핀셋을 잡은 손의 중지손톱으로 피부에 박힌 침을 놓자마자 즉시 긁어서 빼낸다. 처음 벌침을 놓을 때는 침을 빼주어야 하지만 적응 훈련을 마쳤을 적에는 침을 빼주지 않을 경우 애완견 스스로 혀로 핥아 빼내는 경우도 있다. 애완견이 벌침에 대한 공포심을 느끼지 않게 해주려면 침을 빼주는 것이 좋다.

애완견 벌침 적응 훈련 초기에 침을 빼주지 않을 경우에 종종 애완견이 실신한 것처럼 보일 때도 있으나 1방 정도로 놓았다면 30분 정도 지나면 팔팔 살아나기도 하니 걱정하지 않아도 된다. 애완견 벌침 적응 훈련을 참고하여 기타 여러 가지 동물들에 대한 벌침을 놓아주면 된다. 덩치가 큰 동물들은 마릿수를 더 늘릴 수 있으나 서서히 늘려야 한다. 다섯째 날 벌침 적응 훈련을 마무리 하고 나면 어느 정도 벌독항체가 만들어지게 된다. 그러면 아시혈(환부) 위주로 벌침을 놓아주되 체중이 10kg 미만인 애완견은 1회에 1~3방 정도로 1주일에 1~2회 정도 놓아준다. 체중이 10kg 이상인 경우는 2~4방 정도로 1회에 놓아주며 1주일에 1~2회 정도 놓아준다. 그리고 《벌침이야기2》 교본 책 속에 애완견 혓바닥 벌침 놓아주는 이야기도 있으므로 참고하면서 가끔씩 혓바닥 벌침을 놓아주면 입 냄새 제거와 치아건강관리에 도움이 된다. 자연사를 하려고 하는 애완견을 살려본 경험이 있다. 사랑하는 애완견이 오래 전에 옆으로 누워 사지를 뻗고 숨을 가쁘게 쉬면서 죽으려고 했다. 태어난 지 십 수 년이 지난 것으로 노화로 인한 자연사임에 틀림이 없었다. 급하게 애완견의 등 부위(꼬리뼈에서 목 쪽으로 10센티 정도 떨어진 부위)에 1방, 목과 몸통의 경계 부위 등 중앙 부위에 1방 이렇게 벌침을 2방 놓았다. 얼마 지나지 않아 애완견이 일어서서 꼬리를 흔드는 것이었다. 그런 다음 날 개를 잘라낸 꿀벌 1마리를 애완견 앞에 던져 주었다. 자신에게 따끔한 맛을 가져다 준 꿀벌을 알고 있는 듯이 이빨로 질경질경 씹어서 먹으려고 했다. 머리를 좌우로 흔드는 것으로 봐서 아마도 입안이나 혓바닥을 꿀벌에게 쏘인 것이다. 이렇게 3방의 벌침을 맞고 애완견은 멀쩡하게 살아났다. 아직도 필자를 만나면 그 애완견은 꼬리를 치며 무척 반가워한다. 죽는 것을 살려주었으니 당연한 것이라 생각한다. 그런데 이 글을 벌침음해세력들이 읽고 개의 혈자리를 가지고 어쩌고저쩌고 할까봐 걱정이 된다. 벌침은 혈자리를 미주알고주알 따지는 것이 아닌데 말이다. 왜냐하면 벌침은 원래 그런 것이기 때문이다. 침이 아니라 벌독주사효과가 대부분이라는 사실이다. 늙은 애완견의 이빨이 빠졌다. 사료를 씹어 먹을 수가 없어 물에 충분히 불려 주었다. 그랬더니 늙은 애완견의 털이 윤기가 나면서 피부병이 사라졌다. 물을 충분히 먹은 효과라고 확신한다. 늙은 애완견의 혓바닥이 송곳니가 빠진 부위로 입 밖으로 나왔다. 늙은 애완견을 볼 때마다 가슴이 아프지만 인간이나 동물이나 나이가 들 때 나타나는 피할 수 없는 자연의 조화이다. 분명한 사실은 인간이 공짜벌침을 즐기는 이유는 병사보다는 자연사를 간절히 원하기 때문이다. 피부병이 나타나는 애완견들에게 물을 충분히 먹이고 운동을 자주 시키면서 벌침을 놓아주면 피부병은 사라진다는 사실이다. 애완견 벌침은 반드시 필요하다. 집안에서 기르기 때문에 운동부족, 물 섭취부족, 맑은 공기부족, 스트레스 등으로 애완견들의 각종 질병 발병률이 과거보다 훨씬 높아지고 있다. 벌침 마니아 생활을 할 때 애완견에게 벌침을 보시하는 여유를 가진다면 행복함을 한없이 느낄 수 있다. 벌침을 애완견에게 놓아줄 때 인터벌을 짧게 하거나 벌침을 놓고 침을 빼주지 않아 벌침 맞은 곳에 부스럼 같은 것이 보일 때는 인터벌을 늦추면서 침을 빨리 빼내주면 된다. 고양이 등의 벌침도 애완견 벌침 적응 요령에 준하면 편리하다.

05

정통안전공짜벌침은 모든 질병에 이롭다, 전립선비대증, 관절염, 불면증, 왜소 콤플렉스, 두통

벌침봉침은 모든 질병에 이로우므로 망설일 필요가 없다. 그 어떤 질병이라도 예방 및 치료를 위해서는 면역력 강화가 필수적이다. 벌침을 즐기는 벌침 마니아 생활을 하면 혈액순환이 활발해지고, 혈액이 맑아지며, 혈액 속에 있는 잡균이나 바이러스를 죽이기 때문에 면역력이 좋아지지 않을 수가 없다. 이미 벌침을 즐기면 만병에 유리한 이유를 《벌침이야기》 교본 책 속에서 설명해 놓았으므로 더 이상 언급하지 않겠다. 사람들이 자신의 건강관리를 위해 공짜벌침을 자유롭게 스스로 즐길 수 있는 벌침 마니아가 되어 벌침을 즐긴다면 그 어떤 건강관리 방법보다도 모든 면에서 비교우위인 신이 내린 자연의 선물 효능을 경험하게 된다. 《벌침이야기》교본 책이 출간되면서 공짜벌침을 안전하게 스스로 즐길 수 있는 세상이 되었다.

'인데요'라는 말을 매우 많이 들었다. 벌침에 관심을 가진 분들로부터 전화나 쪽지로 들었다. 아직까지도 많은 사람들이 '인데요' 라고 말을 하고 있다.

"대상포진인데요, 벌침을 맞아도 되나요?"
"원형탈모인데요, 벌침을 맞아도 되나요?"
"지방간인데요, 벌침을 맞아도 되나요?"
"하지정맥류인데요, 벌침을 맞아도 되나요?"
"간경화인데요, 벌침을 맞아도 되나요?"
"발기부전인데요, 벌침을 맞아도 되나요?"
"조루증인데요, 벌침을 맞아도 되나요?"
"왜소 콤플렉스인데요, 벌침을 맞아도 되나요?"
"지루증인데요, 벌침을 맞아도 되나요?"
"빈모인데요, 벌침을 맞아도 되나요?"

"질건조증인데요, 벌침을 맞아도 되나요?"
"질염인데요, 벌침을 맞아도 되나요?"
"퇴행성관절염인데요, 벌침을 맞아도 되나요?"
"류마티스관절염인데요, 벌침을 맞아도 되나요?"

"전립선비대증인데요, 벌침을 맞아도 되나요?"

"전립선염인데요, 벌침을 맞아도 되나요?"

"전립선암인데요, 벌침을 맞아도 되나요?"

"두통인데요, 벌침을 맞아도 되나요?"

"편두통인데요, 벌침을 맞아도 되나요?"

"당뇨병인데요, 벌침을 맞아도 되나요?"

"고지혈증인데요, 벌침을 맞아도 되나요?"

"고혈압인데요, 벌침을 맞아도 되나요?"

"동맥경화인데요, 벌침을 맞아도 되나요?"

"정계정맥류인데요, 벌침을 맞아도 되나요?"

"수족냉증인데요, 벌침을 맞아도 되나요?"

"손발저림인데요, 벌침을 맞아도 되나요?"

"노안인데요, 벌침을 맞아도 되나요?"

"안구건조증인데요, 벌침을 맞아도 되나요?"

"눈꺼풀떨림인데요, 벌침을 맞아도 되나요?"

"백내장인데요, 벌침을 맞아도 되나요?"

"황달인데요, 벌침을 맞아도 되나요?"

"여드름인데요, 벌침을 맞아도 되나요?"

"기미인데요, 벌침을 맞아도 되나요?"

"피부병인데요, 벌침을 맞아도 되나요?"

"아토피인데요, 벌침을 맞아도 되나요?"
"무좀인데요, 벌침을 맞아도 되나요?"
"방광염인데요, 벌침을 맞아도 되나요?"
"신장염인데요, 벌침을 맞아도 되나요?"
"사구체신염인데요, 벌침을 맞아도 되나요?"
"탈모인데요, 벌침을 맞아도 되나요?"

"비염인데요, 벌침을 맞아도 되나요?"
"이명인데요, 벌침을 맞아도 되나요?"
"중이염인데요, 벌침을 맞아도 되나요?"
"안면마비인데요, 벌침을 맞아도 되나요?"
"뇌경색인데요, 벌침을 맞아도 되나요?"
"뇌출혈인데요, 벌침을 맞아도 되나요?"
"뇌졸중인데요, 벌침을 맞아도 되나요?"
"뇌진탕인데요, 벌침을 맞아도 되나요?"
"갑상선염인데요, 벌침을 맞아도 되나요?"
"폐암인데요, 벌침을 맞아도 되나요?"

"위암인데요, 벌침을 맞아도 되나요?"
"대장암인데요, 벌침을 맞아도 되나요?"
"십이지장암인데요, 벌침을 맞아도 되나요?"
"췌장암인데요, 벌침을 맞아도 되나요?"

"고환암인데요, 벌침을 맞아도 되나요?"

"피부암인데요, 벌침을 맞아도 되나요?"

"유방암인데요, 벌침을 맞아도 되나요?"

"후두암인데요, 벌침을 맞아도 되나요?"

"천식인데요, 벌침을 맞아도 되나요?"

"임파선암인데요, 벌침을 맞아도 되나요?"

"삼차신경통인데요, 벌침을 맞아도 되나요?"

"크론병인데요, 벌침을 맞아도 되나요?"

"장염인데요, 벌침을 맞아도 되나요?"

"파킨슨병인데요, 벌침을 맞아도 되나요?"

"치매인데요, 벌침을 맞아도 되나요?"

"노망인데요, 벌침을 맞아도 되나요?"

"건망증인데요, 벌침을 맞아도 되나요?"

"불면증인데요, 벌침을 맞아도 되나요?"

"우울증인데요, 벌침을 맞아도 되나요?"

"소뇌위축증인데요, 벌침을 맞아도 되나요?"

"자폐증인데요, 벌침을 맞아도 되나요?"

"변비인데요, 벌침을 맞아도 되나요?"

"설사인데요, 벌침을 맞아도 되나요?"

"위염인데요, 벌침을 맞아도 되나요?"

"위궤양인데요, 벌침을 맞아도 되나요?"

"식도염인데요, 벌침을 맞아도 되나요?"

"알콜의존증인데요, 벌침을 맞아도 되나요?"

"치질인데요, 벌침을 맞아도 되나요?"

"허리디스크인데요, 벌침을 맞아도 되나요?"

"목디스크인데요, 벌침을 맞아도 되나요?"

"만성피로인데요, 벌침을 맞아도 되나요?"

"무기력증인데요, 벌침을 맞아도 되나요?"

"교통사고 염좌인데요, 벌침을 맞아도 되나요?"

"턱관절염인데요, 벌침을 맞아도 되나요?"

"풍치인데요, 벌침을 맞아도 되나요?"

"주름살인데요, 벌침을 맞아도 되나요?"

"탈모인데요, 벌침을 맞아도 되나요?"

"좌골신경통인데요, 벌침을 맞아도 되나요?"

"척추관협착증인데요, 벌침을 맞아도 되나요?"

"척추분리증인데요, 벌침을 맞아도 되나요?"

"설암인데요, 벌침을 맞아도 되나요?"

"인대가 늘어났는데요, 벌침을 맞아도 되나요?"

"발목을 접질렀는데요, 벌침을 맞아도 되나요?"

"허리를 삐끗했는데요, 벌침을 맞아도 되나요?"

"햄스트링인데요, 벌침을 맞아도 되나요?"

"감기인데요, 벌침을 맞아도 되나요?"

"정력감퇴인데요, 벌침을 맞아도 되나요?"

"자궁근종인데요, 벌침을 맞아도 되나요?"

"생리불순인데요, 벌침을 맞아도 되나요?"

"자궁내막염인데요, 벌침을 맞아도 되나요?"

"난소암인데요, 벌침을 맞아도 되나요?"

"비만인데요, 벌침을 맞아도 되나요?"

"단백뇨인데요, 벌침을 맞아도 되나요?"

"대장용종 수술 후인데요, 벌침을 맞아도 되나요?"

"똥배가 나왔는데요, 벌침을 맞아도 되나요?"

"어지럼증인데요, 벌침을 맞아도 되나요?"

"빈뇨인데요, 벌침을 맞아도 되나요?"

"분노조절장애인데요, 벌침을 맞아도 되나요?"

"불감증인데요, 벌침을 맞아도 되나요?"

"통풍인데요, 벌침을 맞아도 되나요?"

"오십견인데요, 벌침을 맞아도 되나요?"

"건초염인데요, 벌침을 맞아도 되나요?"

"테니스엘보인데요, 벌침을 맞아도 되나요?"

"구안와사증인데요, 벌침을 맞아도 되나요?"

"다발성경화증인데요, 벌침을 맞아도 되나요?"

"간염인데요, 벌침을 맞아도 되나요?"

"담인데요, 벌침을 맞아도 되나요?"

"골병인데요, 벌침을 맞아도 되나요?"

"족저근막염인데요, 벌침을 맞아도 되나요?"

"고관절염인데요, 벌침을 맞아도 되나요?"

등등 모든 질병에 대해 독자들이 궁금하다고 전화를 걸어왔다. 필자는 그럴 때마다 동일한 대답을 해주었다.

"그럼요, 공짜벌침은 아프거나 아프지 않거나 누구나 즐기면 모든 질병의 예방 및 치료에 도움이 됩니다. 벌침을 즐겨보면 본인이 직접 느끼실 것입니다. 제가 말하면 사족을 다는 것이니까요. 벌침은 누가 맞으라고 해서 맞는 것이 아니랍니다. 본인이 믿음을 갖고 즐겨보면 벌침 맛에 푹 빠지게 되어 벌침 마니아가 되시고 난 다음에는 제가 도시락 싸들고 다니면서 말려도 몰래 숨어서 벌침을 즐길 것으로 확신합니다."

각각의 질문에 대한 《벌침이야기》교본 책 저자의 답변은 하나 같이 똑 같다. 벌침도 하고 안 하고 법칙을 적용하면 벌침을 즐기면 살고 즐기지 않으면 생고생한다는 것이다. 벌침에게만 존재하는 것이 있다. 공짜벌침의 효능이 너무 좋다보니 나쁜 세력들이 설치는 것이다. 벌침음해세력이란 국민들이 공짜벌침을 자유롭게 스스로 안전하게 즐기면 손해를 본다고 믿는 세력을 말한다. 벌침음해세력들의 나쁜 행동을 빗댄 유머 글이 있다. 공자님께서 제자들과 함께 길을 가고 있었다. 그 길은 한적한 시골길이었다. 얼마쯤 길을 가다 보니 저만치서 어떤 사내가 길에다 오줌을 시원하게 누고 있었다. 공자님께서는 그것을 보자마자 그 사내에게 다가가서 따귀를 한 대 때렸다. 길에다 오줌을 누면 안 되는 것이라고 꾸짖으시면서 그랬다. 길을 조금 더 걷다 보니 이번에는 또 다른 사내가 길 한복판에다 똥을 누고 있었다. 공자님께서는 그곳을 서둘러 지나쳤다. 얼마쯤 걸은 뒤에 제자들은 궁금한 것이 있다면서 공자님께 질문을 했다.

"스승님! 어째서 길에서 오줌 눈 놈은 때리고 오줌보다 더한 똥을 눈 놈은 그대로 놔두는 것입니까?" 한참의 침묵 끝에 "정녕 그 뜻을 모르겠느냐? 길에 오줌을 눈 놈은 따귀 한 대 맞으면 다음부터는 그짓을 안 하지만, 길에 똥을 눈 놈은 아무리 교육시키려 해도 불가능하기 때문이다."

제자들은 공자님의 지혜에 다시 한 번 놀라움을 금치 못했다. 일부 제자들 중에는 공자님이 똥냄새 때문에 도망친 것으로 잘못 이해하기도 했다. 벌침음해세력들의 행동은 길 위에 똥을 누는 것 보다 더 나쁜 행동이며 암적인 존재들이다. 벌침음해세력들이 완전히 퇴치될 때 국민 건강은 한층 더 좋아질 것이다.

2부

section two

배설이야기

01

하고 안 하고 법칙

무엇이든지 행함으로 좋은 결과를 얻는다면 행하는 것이 순리이다. 하지만 행하지 않음으로 유익한 결과를 얻는다면 행하지 않는 것 또한 순리이다. 모든 것이 귀찮게 느껴지면서 게으르거나 부정적인 사람이라면 행함으로 좋은 결과를 얻는 것을 하라고 하는 것보다는 행하지 않음으로 유익한 결과를 가져다주는 것부터 하지 말라고 알려주는 것이 좋다. 오늘 내일 금방 행하지 않으면 목숨이 끊어지는 것이 아니라면 차근차근 행하지 않음으로 유익한 결과를 가져다주는 것부터 행하지 않게 도와줘야 한다. 쉽게 말해서 먹으면 건강에 이로운 것이 있다며 새롭게 구하여 먹으라고 하기보다는 현재 먹고 있거나 즐기고 있는 것 중에서 행하지 않음으로 건강에 이로운 결과를 가져다주는 것부터 하지 말아야 한다. 하고 안 하고 법칙이란 사람들이 살아가면서 무엇이든지 행하지 않으면 부가가치를 얻을 수 없다는 법칙이다. 우주를 다스리는 기본 법칙이다. 하고 안 하고 법칙을 따르는 것이 순응하는 삶이다. 이 법칙을 따르지 않는 사람들에게 불문율의 처벌내용이 있으니 생고생, 반신불수, 병사, 여행 다니지 못함, 극심한 스트레스, 약값 및 병원비 고통, 수술 두려움, 가족들에게 간병 고통 제공 등등 무수히 많은 괴로움을 겪어야 한다. '부뚜막 위의 소금도 집어넣어야 짜다'는 속말이 있다. 우리들이 너무 자주 듣던 말이다. 그러나보니 이 말의 깊은 뜻을 파악하지 않고 소금을 집어넣으면 음식 맛이 짜구나! 하는 정도의 의미로만 여기는 사람들도 있다. 소금이 짜다는 것만 강조하여 소금에 대한 짠 느낌만 머릿속에 남아있다. 이 말을 풀어보면 소금이 짜다는 자연의 이치가 있는데, 그런 소금을 이용해서 우매한 사람들에게 무엇이든지 행하지 않으면 결과를 얻을 수 없으니 행하는 노력을 하여 좋은 결과를 누리라는 교훈이다. 하고 안 하고 법칙을 따르라는 말이다. 원인이 없으면 결과가 없듯이 행하지 않으면 자신이 간절히 바라는 것을 가질 수 없다. 특히 건강이 무너진 그래서 질병에 시달리는 사람이라면 지긋지긋한 질병의 고통으로부터 탈출하고픈 간절한 바람이야말로 세상 그 어떤 가치보다도 크고 위대한 것이다.

❖ … 결혼을 하지 않았는데 아이를 가질 수 있을까?

❖ … 로또복권을 사지 않았는데 당첨금을 탈 수 있을까?

❖ … 시험공부를 열심히 하지 않았는데 성적이 오를 수 있을까?

❖ … 건강관리에 이로운 것을 행하지 않으면서 건강을 유지할 수 있을까?

그렇다. 소금이 멀리 떨어진 광에 보관되어 있는 것도 아닌데, 손만 뻗으면 집을 수 있는 부뚜막 위에 있으나 집어넣지 않으면서 음식 맛을 짜게 할 수는 없다. 최소한의 수고로움도 행하지 않는다면 결과는 거기에 상응하는 내용으로 나타난다. 그런데 부뚜막에 있다고 다 소금이 아니다. 밀가루를 집어넣으면 음식 맛이 짜지 않을 것이다. 음식 맛을 짜게 하려면 반드시 소금을 집어넣어야 하듯이 건강관리를 위해 무엇인가를 행할 때 밀가루를 집어넣는 것 같은 실수를 하지 말아야 한다. 올바른 제대로 된 정통안전방법을 따라야 효과를 볼 수 있다. 하고 안 하고 법칙은 누구나 쉽게 따를 수 있다. 자신이 결심만 하면 되기 때문이다. 의지가 약해서 하고 안 하고 법칙을 따를 수 없다면 참으로 안타까운 사람이다. 자신의 건강관리를 위하여 하고 안 하고 법칙을 따르려면 일단 행함으로 좋은 결과를 얻을 수 있는 것과 행하지 않음으로 유익한 효과를 가질 수 있는 것을 구분해야 한다. 자신에게 이로운 것인가 해로운 것인가를 나열한 다음 우선순위를 정해야 한다. 정확하게 계량화하여 구분할 수 없지만, 자신이 나열한 항목들 중에서 쉽게 돈 들이지 않고 행하거나 행하지 않을 수 있는 것부터 정리를 한 다음 그대로 따르면 된다. 자신이 완전히 시스템적으로 이해한 것만을 행해야 밀가루가 아닌 올바른 소금을 집어넣을 수 있다. 하고 안 하고 법칙은 준수하는 것이다. 반드시 이 법칙을 지켜야만 자신의 생명을 보호할 수 있다는 믿음을 가지고 지켜야 한다. 특히 건강문제는 하고 안 하고 법칙을 따르느냐 따르지 않느냐의 문제이다. 어떻게 하는 것인지 방법을 몰라서 건강문제가 발생하는 것이 아니다. 사람이 150살까지 건강하게 살 수 있는 비결이 세상에 존재한다고 해도 결국 하고 안 하고 법칙을 따르지 않으면 150살은커녕 70살도 살지 못하고 죽게 된다. 삶과 죽음의 기로에 섰을 때 하고 안 하고 법칙을 이해하고 자신이 원하는 선택을 하면 된다. 살고 싶으면 살고 싶은 대로 죽고 싶으면 죽고 싶은 대로 선택하는 것인데 모든 사람들은 죽는 것을 싫어하니 살고 싶다고 선택을 한 후 하고 안 하고 법칙을 따르면 된다.

02

생계형 질병이야기,
벌침 마니아

대부분의 질병은 생계형 질병이다. 그가 누구든 간에 생명을 부지하기 위해 일을 해야 하는 입장이 인간이다. 하인이든 왕이든 일을 하지 않고는 부가가치를 얻지 못하므로 굶어죽게 되는 것이 인간의 운명이라는 것이다. 정신없이 일만 하다가 정신을 차려보니 질병이라는 놈이 몸속에 침투하여 있는 경우가 생계형 질병이다. 필자가 전 국민 공짜벌침 대중화운동을 하는 것은 생계형 질병의 퇴치를 하기 위함이다. 생계형 질병의 특징은 계속 재발하는 경향을 가지고 있다. 셀프벌침을 즐겨 퇴행성관절염을 어느 시점에 완치했다고 해도 인간은 생계형 동물이므로 계속해서 관절을 사용할 수밖에 없으므로 세월의 흐름에 따라 퇴행성관절염이 다시 찾아오게 된다. 이것이 생계형 질병의 끈질긴 생명력이다. 이런 이유로 벌침 마니아라는 개념이 탄생된 것이다. 즉 퇴행성관절염이 발병하거나 하지 않거나 꾸준히 즐기면 될 것 아니겠는가? 벌침을 즐기는데 많은 돈이 들어가는 것도 아니고 누구나 관심만 가지면 공짜벌침을 즐길 수 있는 방법이《벌침이야기》교본 책 속에 공개되어 있다. 즉 공짜벌침을 즐기는 방법을 몰라서 즐기지 못할 것도 아니므로 꾸준히 벌침을 취미로 즐긴다면, 아무리 생계형 질병이 끈질기다고 해도 벌침 마니아 생활을 취미로 유지한다면 겁날 것이 없다. 생계형 질병의 또 다른 특징은 생활습관 질병이다. 생활습관 질병을 완치하려면 생활습관을 뜯어고쳐야 한다. 아무리 수술을 하고 약을 복용하면서 물리치료를 받더라도 생활습관을 뜯어고치지 않으면 계속 재발할 수밖에 없으며 수술, 약물복용, 물리치료 등의 치료방법도 임시대책에 불과하다. 근본대책은 생활습관을 뜯어고치는 것이다. 디스크, 목디스크는 대표적인 생활습관 질병이다. 잘못된 자세로 노동을 하거나 휴식을 취하거나 잠을 자면 반드시 찾아오는 질병이다. 그럴 때 셀프벌침을 즐기면 매우 좋은 결과를 가져다준다. 하지만 잘못된 자세의 생활습관을 고치지 않으면 또 다시 재발하게 된다. 이렇게 생계형 질병은 생활습관과 밀접한 관계가 있다. 그렇지만 사람들이 잘못된 생활습관을 완벽하게 찾아서 제거하기가 어려우므로, 알 수 있는 것들만 제거하고 나머지는 어쩔 수 없이 벌침을 즐기면서 발병을 억제할 수밖에 없다. 스마트폰, 컴퓨터, 소파, 의자, 침대, 베개, 잠자는 버릇 등등 물리적으로 완벽하게 생활습관을 유지할 수 없는 것들과 늘 함께 해야 하는 것이 인간이기에 생계형 질병인 디스크, 목디스크, 하지정맥류, 식도염, 관절염 등을 완벽하게 제거하기가 쉽지 않다. 노안, 지방간, 탈모, 전립선비대증, 암, 당뇨, 고혈압, 비만 등등 거의 모든 생계형 질병들은 잘못된 식생활 습관과 음주, 흡연, 매연, 스트레스, 운동부족, 면역력 저하 등이 원인일 것이다. 따라서 자신의 생계형 질병 발병원인을 철저히 제어하지 못한다면 생계형 질병의 노예로 살다가 갈 일만 남는다. 벌침 마니아 생활을 하는 이유는 바로 잘못된 생활습관을 제거하기가 녹록치 않기 때문이다. 그러므로 아프거나 아프지 않거나 일단 벌침 마니아 생활을 하면서 잘못된 생활습관을 찾아서 원인을 제거해야만 생계형 질병을 다스릴 수 있다.

03

디지털 시대의 힐링이야기,
전자파, 아날로그 방식

불과 수십 년 만에 세상이 완전히 바뀌었다. 어찌 보면 수십 년을 살면서 수천 년 동안 경험할 수 없었던 것들을 접할 수 있는 세대가 된 것이 행운이라는 생각이 들 때도 있다. 지게를 지고 산에 가서 나무를 하다가 아궁이에 불을 때고, 밤이면 호롱불 아래서 친구들과 모여 잡담과 잡기놀이를 하면서 시간을 보내던 시절부터, 원하면 전 세계 어디든지 갈 수 있고 무엇이든지 궁금하면 즉시 궁금증을 덜어줄 수 있는 디지털 시대까지 경험할 수 있으니 이 어찌 행운이라 하지 않을 수 있단 말인가? 아날로그 시대의 배고픔과 디지털 시대의 배부름을 겪으면서 사람들이 걸리는 질병의 종류도 여러 가지로 변하고 있다. 충분히 영양을 섭취하지 못해 걸리던 질병들이 아날로그 시대의 질병들이라면, 너무 영양이 넘쳐 걸리는 질병들이 디지털 시대의 질병들이다. 디지털 시대의 먹거리 풍요가 질병들의 진화를 가져온 것이다. 디지털 시대의 먹거리 풍요가 가져온 질병들을 다스리려면 아날로그 방식의 식습관이 좋다. 당뇨병, 대장암, 전립선암, 위암, 아토피성피부병, 비만, 지방간, 간암 등의 디지털 시대의 대표적인 질병들을 물리치려면 아날로그 방식의 식습관으로 전환하면 유익하다. 정제된 디지털 시대의 먹거리보다는 정제되지 않은 아날로그 시대의 먹거리 방식이 디지털 시대의 질병들을 다스리기에 안성맞춤이다. 디지털 시대의 먹거리 외의 건강에 해로운 것이 전자파이다. 자나 깨나 전자파의 공격을 받는 것이 현실이다. 전에 함께 근무했던 결혼도 하지 않은 젊은 직장인 여성이 생각난다. 하루 일과 대부분이 컴퓨터 앞에 앉아서 자료를 입력하는 일이었다. 수년을 그런 자료 입력 업무를 했는데 그녀에게 생리불순이 찾아온 것이었다. 컴퓨터 주변에 전자파를 차단할 수 있는 여러 가지 장치들을 설치했으나 무용지물이었다. 디지털 시대엔 전자파의 영역을 벗어나면 생존할 수 없을 정도로 사람들이 전자파에 노출되고 있다. 스마트폰, 텔레비전, 컴퓨터, 이어폰, 자동차, 냉장고, 비행기, 냉장고, 세탁기, 비데, 청소기, 정수기, 안마기, 전기장판, 전기필름, 공기청정기, 에어컨, 돌침대, 믹서, 스탠드, 전화기, 전자레인지 등등 대부분 실생활에 없어서는 안 되는 제품들의 숲 속에서 전자파를 몸으로 받으며 생활한다. 언젠가 치과에 갔었는데 치아 상태를 확인하기 위해 엑스레이 촬영을 했다. 무거운 납 같은 것으로 무장된 조끼를 입으라고 했다. 한 번에 전체 치아를 찍으면 좋으련만 부분적으로 여러 부위를 나누어서 엑스레이를 찍었다. 엑스레이에 많이 노출되면 건강에 좋지 않다며 약간 불만스러운 말로 중얼거리니 담당 간호사는 엑스레이를 찍을 때 받는 방사능은 집에서 텔레비전 볼 때 받는 전자파보다 미세하다고 말했다. '그러면 간호사 아가씨는 엑스레이를 찍을 때 왜 엑스레이촬영실에서 나가서 스위치를 작동하나요?' 이렇게 말해 준 기억이 난다. 이렇게 사람들은 전자파, 방사능에 자신도 모르게 늘 노출되면서 질병이 발병되기 좋은 여건을 만들고 있는 것이 디지털 시대의 현실이다. 요즘 사람들이 암에 많이 걸리고 있다. 그 원인이야 여러 가지로 많겠지만 일상생활에서 무의식적으로 영향을 받는 전자파, 엑스레이, CT촬영, MRI촬영 등도 일조를 할 수 있다. 그러므로 가능하면 이런 것들로부터 벗어나려는 생활습관을 가져야 한다. 피할 수 없는 현실이라면 즐기라고 했던가? 전자파, 방사능 등의 영향을 피할 수 없다면 공짜벌침을 즐기고, 섭취를 잘 하고, 배설을 잘 하면서 신체 면역력을 왕성하게 유지해야 한다. 디지털 시대의 힐링은 아날로그 방식의 먹거리를 즐기고 전자파, 방사능 등으로부터 가능하면 멀리 벗어나려는 태도와 함께 공짜벌침, 섭취 잘 하기, 배설 잘하기 등과 친구를 하면 된다.

04

건강 경제학과 물이야기, 도라지,
만성피로, 산삼, 공짜벌침

지구 표면의 70% 정도가 물이며 인체 무게의 70% 정도가 물이다. 사람은 물이 없으면 생존할 수 없다. 물을 잘 섭취하는 것이 가장 중요한 건강관리 방법이다. 약을 복용할 때 물과 함께 먹으라는 것에 건강관리 비법이 숨어 있다. 약보다 물이 질병을 물리치는데 일등공신이라고 필자는 믿고 있다. 사람들이 질병에 걸렸을 적에 물만 제대로 마셔도 된다는 것이다. 물을 마시는 것을 단지 약을 잘 삼키기 위한 보조기능에 지나지 않는다고 믿는 사람들이 대부분이다. 국, 찌개를 요리하고 밥을 지을 때 필수적인 것이 물이다보니 약을 먹을 때 물을 함께 마시는 것 역시 단순히 보조기능으로 알고 있다. 필자는 약이 보조기능이고 물이 주기능이라고 생각한다. 산골짜기에서 흘러내리는 물을 참 많이 마셨던 기억이 있다. 젊은 시절 전방에서의 군대시절이었다. 더덕, 산삼, 산야초, 산도라지, 낙엽, 나무뿌리 등이 썩은 물이었고, 암석 등에 섞여 있는 각종 무기질 성분이 배어 있고 도롱뇽, 가재, 유충들의 배설물이 섞여 있는 꿀맛 같은 물이었다. 위궤양이 심한 중년여성이 약국에 가서 약을 처방 받았다. 약사가 약을 처방하면서 하루 세끼 식후 2시간이 지나서 약을 복용하라고 하면서 반드시 약을 먹기 전에 물을 두 컵을 마시라고 했다. 물론 중년여성은 약사의 지시를 따랐고 한 달 뒤 중년여성의 위궤양은 사라졌다. 중년여성은 약을 하루 세 번 먹으면서 하루에 물 여섯 컵을 마셨던 것이다. 소화제 성분은 단순한 미숫가루로 만든 환이었다고 한다. 물을 충분히 복용케 하여 위궤양을 물리쳤다. 모든 질병의 예방 및 치료에 충분한 물 마시기는 필수적이다. 그렇다고 스포츠 음료, 차, 커피, 술, 과일주스 등을 충분히 마시라는 것이 아니다. 우리가 말하는 맹물을 충분히 마셔야 한다. 맹물을 제외한 물들은 농도가 진하므로 이뇨작용을 촉진시켜 오히려 물을 체외로 배설시키는 작용을 하기 때문이다. 건강관리의 기본은 물 마시기이다. 그러면 병원비, 약값, 수술비 등을 절반이하로 줄일 수 있다. 물 마시는데 특별한 노력이 필요한 것도 아니고 밥 먹고 2시간 정도 지나서 (식전 2시간과 같은 개념) 큰 컵으로 맹물을 마시면 된다. 예전처럼 계곡에 흐르는 물을 마실 수 없다. 온갖 오염원들이 혼합되어 있을 수 있기 때문이다. 축사, 석회질, 방사능물질, 중금속 성분, 매연 스며

든 물과 같은 것들만 피하면 식수로 사용할 수 있다. 물을 마시는 것은 의도적이어야 한다. 자신이 살기 위해서는 무조건 물을 마셔야 한다는 신념을 가지고 술 마시기보다 더 소중하게 여겨야 한다. 물 마시기 운동이라고 필자는 말하고 싶다. 물 마시기 운동은 모든 질병을 극복하기에 유익한 작용을 한다. 하지만 물을 계속 하여 과하게 마시면 신체내의 소금성분이 많이 빠져나가 곤란할 수 있으므로 물 마시기 운동을 할 때는 평소보다 소금성분 섭취에 주의를 기울여야 한다. 필자의 경험으로는 김치를 평소보다 더 많이 먹는 방법으로 소금성분을 보충했다. 김치는 소금에 절인 것이기 때문에 부족한 소금성분을 보충할 수 있었다. 밥을 먹을 때 김치를 평소에 다섯 젓가락 정도 먹었으면 물 마시기 운동을 할 때는 7~8 젓가락 정도로 먹었다. 술을 너무 사랑하는 친구가 있었다. 소주가 세상에서 가장 좋은 것이라고 말을 하기도 했다. 알콜의존증에 걸린 친구였다. 그 친구와 장례식장에서 소주를 함께 마셨다. 어느 정도 소주를 마신 친구는 옆 테이블 사람들에게 시비를 걸었다. 옥수수차 음료를 한 병 마시게 했다. 하지만 친구는 여전히 흥분하여 시비를 계속 걸었다. 작은 생수병 2병을 마시게 했다. 얼마 지나지 않아 친구의 흥분이 가라앉으면서 시비가 마무리 되었다. 흥분한 불같은 상태를 생수 2병이 해결해 주었다. 음주를 할 때는 이유여하를 막론하고 충분한 물을 함께 마셔야 한다. 그렇지 않으면 옆 테이블 사람들과 괜한 시비가 붙어 낭패를 당하게 된다. 종종 언론에 보도되고 있는 유명 인사들의 음주폭행 시비는 술을 마셔 불같은 상태가 된 상태에서 물을 충분히 마시지 않으므로 인해 촉발한 것으로 필자는 이해하고 있다. 그런 사람들의 성격이 잘못된 것이 아니라 음주를 할 때 물을 함께 마시지 않은 결과 폭행시비가 일어난 것이다. 술만 마시면 흥분하는 사람이 술을 마시지 않으면 새색시처럼 온순한 행동을 하는 이유를 생각해 보면 된다. 술을 마셔 체내의 물이 빠져나가게 되고, 그러면 물이 부족한 상태가 되어 흥분을 한다. 음주폭행 시비를 옹호하려는 것이 아니라 그런 시비를 사전에 방지하기 위해서라도 물을 충분히 마시는 노력이 필요하다. 술자리에서 물을 충분히 마시지 않아 옆 테이블 사람들과 시비가 붙어 경찰서에 끌려가지 않기 위해서라도 물 마시기 운동에 동참하는 것이 낭패를 피할 수 있는 지름길이다. 필자는 술자리에서 항상 마시는 술보다 3배로 많은 양의 물을 마시려고 노력한다. 그러면 술도 덜 취하고 머리도 아프지 않다. 불과 물은 상극이다. 불이 났을 때 소방차가 싣고 가는 것은 물이다. 신체에 물이 부족하면 불같은 성질을 식히지 못하게 되어 싸움을 하게 된다. 하고 안하고 법칙을 물 마시기 운동에 적용해보면 물을 마시면 살고 마시지 않으면 죽는다는 것이 되겠다. 술을 마시면 죽고 물을 마시면 산다고도 할 수 있겠다. 그리고 물 마시기 운동을 할 때 주의할 사항이 있으니 마시려면 제대로 대장에 기별이 갈 수 있을 정도로 마셔야 한다. 성인기준으로 하루에 자신의 체중의 2~3% 정도의 물의 양을 마시면 좋다. 인체의 수분은 하루에 2~3% 정도는 오줌, 똥, 땀, 눈물, 침, 날숨 등으로 배출된다고 알고 있다. 그러므로 체중이 70kg인 성인이라면 1일 물 마시는 양은 1.4~2.1L 정도로 마셔야 대장에 기별이 간다. 식전 2시간 전에 식후 2시간 후에 마시면 좋다. 잠자기 2시간 전에도 물을 마시기 좋은 시간대이다. 필자가 《헛개나무이야기와 정통벌침봉침4-간이 배 밖으로 나오다》라는 교본 책에서 언급한 것처럼 간에 낀 때를 제거하기 위해 헛개나무 제대로 달여 마시기를 공짜벌침과 병행할 때는 헛개나무 제대로 달인 물의 마시는 양을 포함하여 1.4~2.1L 정도로 마셔야 한다. 공짜벌침과 헛개나무 제대로 달여 마시기와 병행하여 물 마시기 운동을 제대로 하면 비만, 만성피로, 탈모, 피부미용, 체지방 제거, 지방간, 간염, 간경화, 간암 등에도 매우 이롭다는 것을 본인이 느낄 수 있다. 서민 건강 경제학의 기본은 공짜벌침 즐기기, 헛개나무 제대로 달여 마시기, 그리고 물 마시기 운동을 하면서 가까운 거리는 무조건 걷는다는 마음 자세가 필요하다. 운동을 일부러 시간 내서 할 수 없으니 생활 속에서 걷기 운동을 해야 한다. 불가피한 상황이 아니라면 4km이내 거리는 걸어서 이동한다는 다짐을 스스로 하고 실천하면 충분히 걷기 운동을 할 수 있다. 그러기 위해서는 부지런해야 한다. 택시나 버스를 타지 않고 약속 장소에 나가려면 빨리 일어나서 출발해야 걸어서 도착할 수 있다. 필자는 인삼대신에 도라지차를 마시고 있다. 사포닌은 도라지에도 충분히 들어 있다. 사포닌 성분이 좀 다르긴 해도 값싸고 구하기 쉽고 차를 끓여 마시기 좋기 때문이다. 커피 대용으로 아주 좋다.

05

김치와 소금이야기, 탈모,
피부미용, 만성피로

김치는 한국의 대표적인 음식이다. 한국인들은 김치를 연중 먹고 있다. 어린 시절부터 나이가 든 노년기까지 모두가 김치를 먹고 있다. 맛있는 김치가 생각난다. 어렸을 적에 김장독을 땅속에 묻고 배추김치와 무김치를 담가 먹었던 김치 맛이 그립다. 충분히 숙성된 김장김치야말로 그 어떤 음식보다 맛있다. 특히 무청을 제거하지 않고 담은 무김치는 직접 먹기도 좋지만 고등어찌게, 청국장찌개, 돼지고기찌개를 끓일 때 함께 넣으면 아주 편리하고 간단하게 찌개 맛을 낼 수 있었으며 그 맛이 아주 좋다. 김치 맛을 좋게 할 수 있는 비결은 좋은 소금으로 절이는 과정에 달렸다. 천일염으로 절여야 김치가 무르지 않고 쓰지 않다. 소금으로 배추나 무의 수분을 적당히 제거하며 소독하는 것에 따라 김치 맛이 정해진다. 필자는 김치 마니아였다. 김치를 담아 땅을 파고 김장독을 묻고 그 위에 볏짚으로 가건물을 지어 김장독의 보온을 하면서 너무 빠르지도 않고 늦지도 않게 숙성을 시켰던 겨울철 김장김치를 그 어떤 반찬보다도 좋아했다. 김치와 인연이 많았다. 군대시절 겨울철 병사들의 김장김치를 담는 일을 명령 받은 적이 있었다. 배추와 무 밭에서 병사들과 함께 배추와 무를 직접 뽑아 5톤 트럭으로 계곡으로 옮겨 다듬고 흐르는 계곡물에 잘 씻은 다음 소금으로 12시간 정도 절였다. 삼투압 작용으로 배추와 무의 수분을 적당히 제거하고, 짠 소금물이 잡균퇴치를 위한 소독을 자동으로 해주었다. 10여 명의 병사들이 김장김치 담그는 일을 함께 했다. 김치를 묻을 구덩이를 파는 조, 무채를 썰어 양념을 만드는 조, 양념에 절임배추와 무를 비비는 조, 김치를 비닐포대에 차곡차곡 담아 구덩이로 옮겨 묻는 조 등으로 업무분장을 했다. 보급이 충분치 않았던 시절이기에 양념을 여유롭게 사용할 수 없었다. 따라서 절임배추나 무에 대충 양념을 묻혀야 했다. 백김치와 양념김치의 중간 단계 정도의 김치였다. 비닐포대에 정성껏 담아 2미터 정도 되는 깊이로 파 놓은 기다란 구덩이에 차곡차곡 넣고 구덩이 위에 나무를 걸치고 갈대를 베어 얹은 다음 흙을 덮었다. 전방의 차가운 겨울공기와 땅속의 지열이 조화를 이루면서 김치가 숙성이 되었다. 아무튼 그해 겨울 그렇게 대충 담은 정말로 맛있었던 김치 맛을 그 이후로 만날 수 없었다. 지금도 김치를 담글 때 아내에게 잔소리를 한다. '김치는 양념을 모자라는 듯이 해야 맛있다'라는 말을 매년 하고 있다. 식당 같은 곳에는 외식을 할 때 나오는 김치들이 하나 같이 양념이 철철 넘치지만 눈으로 양념에 미리 질려서인지 젓가락이 잘 가지 않을 때가 많다. 차라리 흰 백김치를 주면 더 좋겠다. 요리 실력이 부족한 사람들이 온갖 양념을 충분히 넣어 눈으로 볼 때 김치 맛이 있어 보이게 하지만 오히려 김치 맛이 나빠질 수 있다는 것을 알아야 한다. 음식 맛은 양념 맛보다는 손맛이라는 사실부터 깨달아야 한다. 앞에서 물이야기를 하면서 물을 제대로 마시는 방법을 언급했다. 성인기준 하루에 자신의 체중의 2~3%에 상당하는 양의 물(체중이 70kg인 사람은 1.4~2.1L 정도)을 마시면 좋다고 했다. 그런데 문제가 있다. 물을 많이 마시지 않던 습관을 가진 사람이 제대로 물 마시기 운동을 하면 체내의 소금성분이 함께 배출되어 낭패를 당할 수도 있다. 발등 같은 곳의 피부가 전기가 오는 느낌이 들기도 하고 머리카락이 힘이 없어지거나 피로감이 증가하기도 한다. 이명 같은 증상도 나타나면서 소금성분이 부족할 때 나타나는 증상이 찾아올 수도 있다. 그러므로 물 마시기 운동을 할 때는 김치를 평소보다 좀 더 많이 먹어야 한다. 김치이이야기를 길게 한 것은 김치와 물 마시기 운동은 밀접한 상관관계가 있다는 것을 말하기 위함이다. 김치가 물 마시기 운동을 할 때 소금성분을 보충하는데 아주 좋은 음식이며 김치 속에는 유산균도 있으므로 여러 모로 좋은 음식이다. 김치가 아니더라도 소금성분을 보충하는 방법은 많이 있지만 잘못하면 고염식이 되어 고혈압, 당뇨, 고지혈증, 동맥경화, 뇌혈관계질환, 심혈관계질환에 불리하게 작용할 수도 있으니 소금성분 보충하는 방법은 조심해서 행하는 것이다. 소금성분은 체내의 혈압을 상승시킬 수 있다. 삼투압 작용이 그렇게 만든다. 농도가 짙은 곳을 향하여 농도가 낮은 물이 이동하는 것이 삼투압 작용이다. 소금성분을 너무 과하게 섭취하면 세포 속의 물이 혈관으로 빠져나와 혈압이 상승될 수 있다. 김치 절이는 과정을 살펴보면 쉽게 이해가 간다. 배추 속의 농도가 옅은 물이 농도가 진한 소금물 쪽으로 빠져 나와서 배추가 절여지는 것이다. 배추가 절여지는 것은 소금성분 때문에 물이 빠져 나오기 때문이다. 그러므로 고혈압 환자들은 저염식을 하라고 한다. 그렇더라도 물 마시기 운동을 할 때는 반드시 김치를 평소보다 더 많이 먹어 체내에서 빠져 나간 소금성분을 보충해야 한다. 혈압상태를 체크하여 관리하면서 물 마시기 운동과 김치 좀 더 먹기를 해야 한다. 사람들은 까진 데만 보려는 경향이 있다. 그 이면의 깊이 숨어있는 의미를 알려고 하지 않는다. 굉장히 위험한 사고방식이다. 그런 사람들은 사기꾼에게 사기를 쉽게 당할 수 있다. 건강관리를 함에 있어서도 건강관리 전체적인 면을 살펴야지 지엽적인 내용만 수박겉핥기 식으로 따라하면 오히려 건강관리에 치명적인 부작용을 겪을 수 있다. 사람마다 건강상태가 다 다르므로 자신의 건강관리를 어떻게 하는 것이 유익한 것인지를 실질적으로 이해하고 따라야 한다.

06

오렌지 향기는 바람에 날리고,
느리게 살기, 다방

　다방문화가 대세를 이루던 시절이 있었다. 학창시절 다방문화가 없었더라면 아마도 젊은이들은 정서적인 안정을 찾기 어려웠을 것이다. 필자 역시 학창시절 다방문화의 혜택을 누릴 수 있었다. 미팅, 음악 감상, KILLING TIME 소화, 약속장소, 커피 맛보기 등등 학교 주변 다방은 도서관만큼이나 학생들이 빈번하게 드나들던 장소였다. 빨리빨리 정신에 입각하여 온 국민이 가난에서 벗어나려고 발버둥을 치던 시대였다. 그러다보니 주점이나 다방 등의 상호 역시 간단하게 만들었다. AA다방, ㅌㅌ다방, ㅊㅊ주점 등과 같이 4글자를 넘기는 곳이 거의 없었다. 부산 시내인 광복동 등에서 친구들과 약속을 하고 만날 때 늘 다방을 이용했다. 약속다방, 명문다방이라는 이름을 가진 다방을 자주 이용했다. 약속을 하기엔 가장 좋은 분위기의 다방이었으며 접근성 또한 장점을 가진 곳이었다. 초보자도 쉽게 찾을 수 있는 랜드 마크 옆에 있었으므로 이용하기에 편리했다. 커피를 나르는 아가씨들 또한 늘씬하고 균형 잡힌 몸매였으며 하나같이 예뻤다. 필자가 총각 때이니 모든 여성들이 예쁘게 보일 수도 있었겠다. 신청곡을 받아 노래를 틀어주던 DJ의 음성도 저음의 듣기 편안한 느낌이었다. 서울로 무전여행을 가서 명동시내를 구경하면서 도심다방에 들어가기도 했다. 서울 역시 빨리빨리 문화의 그늘에서 살고 있었다. 왜냐하면 서울의 다방들도 대부분 글자 수를 최소화한 이름들이었다. 70년대를 마무리 하고 80년대를 시작할 무렵 정말로 놀라운 것을 발견했다. 모두들 빨리빨리 문화의 노예로 전락하여 살아갈 때, 그래서 다방의 이름조차도 최소한의 글자로 짓던 시절에 혁명적인 쇼킹한 이름의 다방 간판을 발견했다. '오렌지 향기는 바람에 날리고'라는 다방 간판을 광복동에서 보았다. 모두가 스피드의 마력에 이끌려 정신없이 살아갈 때 가장 확실하게 느림의 철학을 알려주는 다방이름이었다. 그러니까 '약속다방'이라는 상호보다 3배나 많은 수의 글자를 사용하여 사람들에게 느리게 사는 것도 나쁘지 않다는 것을 보여주는 신선하고 짜릿한 이름이었다. 만약 '벌침을 사랑하는 사람들의 모임'이라는 동호회가 있으면 줄여서 '벌사모' 라고 약식으로 부르려는 경향이 있다. '봉침을 사랑하는 사람들의 모임' 이라는 동호회라면 '봉사모' 라고 부를 것이다. 젊은 시절

에야 무한경쟁의 게임을 할 수밖에 없으니 어쩔 수 없이 스피드시대에 맞는 생활을 할 수밖에 없지만, 중년을 지나면서 자신의 건강을 위하서라도 느리게 살려는 노력이 필요하다.

"따르릉"
"여보세요, ㅌㅌ인데 오늘 오후 5시에 약속다방에서 만나자!"
이렇게 말하는 것보다는
"따르릉"
"여보세요, ㅌㅌ인데 오늘 오후 5시에 오렌지 향기는 바람에 날리고 다방에서 만나자!"

이렇게 대화를 하면 좀 더 느리게 살려는 나름의 여유를 지닐 수 있지 않겠는가? 느리게 살려고 하는 노력을 하는 이유는 노화와 함께 찾아오는 질병의 공격을 피하기 위함이다. 느리게 살기 노력을 하게 되면 낭만과 여유로움의 의미를 깨달을 수 있고, 고전에 나오는 선비들처럼 시 한 수도 읊을 수 있다. 말을 줄여서 하기보다는 있는 말 그대로 사용하려는 노력이 느리게 살기 운동의 첫걸음이며 디지털 시대, 스피드 시대에 맞는 건강관리 비법을 실행하려는 다짐이기도 하다. 필자가 저술한 책들의 제목을 보면 짧지 않다. 그것은 수십 년 전에 보았던 '오렌지 향기는 바람에 날리고' 라는 다방이름을 접했을 적에 각인된 느리게 살기, 낭만과 여유로운 삶, 쫓기지 않는 삶을 지향하고픈 마음에서 다른 책들보다 제목을 길게 정했다.

느리게 살려는 생활태도는 그 어떤 보약보다도 소중한 건강관리 요소이다. 처음으로 지게를 진 사람이 짐을 지고 고갯길을 올라갈 때 땀을 흘리면서 올라간다. 고갯길을 오르면서 이 고갯길만 오르면 내리막길이 놓여 있으니 힘이 덜 들 것이라고 자위를 하면서 오른다. 하지만 고갯길 정상에서 휴식을 취하고 다시 지게를 지고 내리막길을 내려갈 때 지게에 진 무거운 짐이 앞으로 자신의 몸을 밀기 때문에 역시 힘이 많이 든다. 이렇게 지게를 져 보지 않았던 초보 지게꾼들이 종종 오판을 한다. 지게에 진 무거운 짐을 내려놓기 전에는 오르막길이든 내리막길이든 힘이 들기는 마찬가지이다. 중년이 지나서부터는 마음배설이 필요하다. 마음속에 품고 있는 무거운 짐들을 하나둘씩 배설하려는 자세가 자신의 몸을 살릴 수 있다. 지게를 지고 고갯길을 넘을 때는 올라갈 때나 내려갈 때 모두 한발 한발 차분하게 걸어야 한다. 무거운 짐을 진 지게를 벗어던지기 전에는 달릴 수 없는 것이다. '이보시게, 대포 한잔 마시고 가시게' 라는 이름을 가진 주점이 있으면 꼭 들어가서 대포 한잔 마시고 싶다. 느림과 빠름이 있으나 건강관리엔 빠름보다 느림이 더 효과적이다.

07

현미밥이야기, 서민,
남녀공짜성기벌침

현미밥이 흰 쌀밥보다 건강에 유익하다. 영양소면에서나 대장균들의 균형을 위해서나 탁월한 효과가 있다. 필자가 《헛개나무이야기와 정통벌침봉침4-간이 배 밖으로 나오다》라는 책에서 이미 언급한 것처럼 비알콜성지방간이라는 질병의 원인은 흰 쌀밥을 꾸준히 많이 먹었기 때문이다. 그렇다면 사람들이 건강에 이로운 현미밥을 먹어야 하지 않겠는가? 건강관리에 별로 이롭지 못한 흰 쌀밥을 중단하고 현미밥으로 교체해야 한다고 필자는 주장한다. 간 건강에 상당한 부담을 주는 것이 흰 쌀밥이다. 위나 대장에서 음식물을 소화시키면서 발생한 유해물질이 간에 부담을 준다. 현미밥을 먹으면 대장내의 유산균들이 잘 자랄 조건이 되어 유해독소의 생성을 억제하지만, 흰 쌀밥은 유산균보다는 유해균 서식에 유리한 조건을 만들어 결국 유해균들이 만드는 독소들이 간에게 더 많은 부담을 주어 전체적으로 맑은 피를 말단세포까지 공급하지 못하게 되어 면역력이 저하되어 잡병에 걸리게 된다. 현미밥의 성분분석표와 흰 쌀밥의 성분분석표를 비교할 필요가 없다. 여러 분야의 많은 전문가들이 이미 현미밥이 흰 쌀밥보다 건강관리에 탁월한 효능을 가지고 있다고 증명을 하고 있기 때문이다. 그렇다면 지체하지 말고 현미밥 식단으로 바꿔야 한다. 흰 쌀밥보다 건강에 이로운 현미밥을 먹지 않는 이유에 대해서 생각해 보았다.

첫째 현미가 일반미보다 더 비싸다.

❖ … 현미나 일반미나 가격차이가 별로 나지 않지만 만약 현미가 흰 쌀보다 10% 정도 가격이 비싸다면 현미밥을 먹을 때 밥 한 공기를 먹는 사람이라면 한 숟가락 정도 덜 먹으면 된다. 그러면 단가문제는 핑계거리가 되지 못한다. 쌀을 구하는 곳에 따라 현미 가격 차이가 나지만 여러 곳을 찾다보면 가격이 싼 현미를 찾을 수 있다. 현미밥을 먹으면서 한 숟가락 정도 덜 먹는 습관이 지속되면 다이어트, 지방간, 체지방, 변비 등에 놀라운 효과를 볼 수도 있다.

둘째 현미밥이 흰 쌀밥보다 더 딱딱한 느낌이다.

❖ … 물론 입안에서의 물리적인 느낌(식감)은 현미가 약간 강하다는 생각이 들 것이다. 하지만 현미밥의 화학적인 밥맛은 흰 쌀밥보다 훨씬 더 구수하다는 사실이다. 현미밥의 물리적인 느낌이 약간 강하다고 느껴진다면 현미찹쌀이나 흰 쌀을 조금 섞어 혼합하여 먹거나 물에 30분 이상 불려서 밥을 지어 먹으면 좋다.

셋째 외식을 하려고 할 때 현미밥을 파는 식당을 찾기 어렵다.

❖ … 보리밥 전문점은 쉽게 찾을 수 있지만 현미밥 전문점은 우리나라에 존재하지 않는 것인지 도저히 찾을 수 없다. 현미밥 마니아들은 도시락을 싸가지고 다니면서 외식을 한다는 말도 있다. 식당업을 창업하려면 현미밥을 전문으로 하여 차별화가 되면 성공할 것 같다는 생각이 든다. 쌀뜨물에 보릿겨를 타서 돼지를 길렀다. 소죽을 쑤면서 쌀뜨물을 사용했다. 쌀뜨물이라는 것이 흰 쌀을 도정한 후 쌀알 표면에 묻어 있는 현미가루 성분이 물에 씻긴 것이므로 돼지나 소나 결국 현미성분이 듬뿍 들어있는 영양식을 한 것이다. 어렸을 적에 시골집에서는 돼지 한두 마리를 다들 키웠었다. 당시에 돼지들이 물만 먹고도 살이 찌고 질병에 걸리지 않고 무럭무럭 자라는 것이 이상하다고 의문도 가졌었는데 결국 나이가 들어 현미성분을 늘 먹었기 때문이라는 사실을 알게 되었다. 쌀뜨물로 돼지를 키우고, 쌀뜨물로 찌개와 국을 끓이고, 피부미용을 위해 쌀뜨물 세수를 했다. 돼지는 건강했고, 찌개와 국은 구수했으며, 피부는 탱글탱글해졌다.

넷째 현미밥을 먹지 않는 이유는 하고 안 하고 법칙을 몰라서 그렇다.

❖ … 현미밥을 먹으면 아프지 않고 흰 쌀밥을 먹으면 아프다. 맞는 말이다. 즉시 현미밥으로 변경해서 밥을 먹어야 한다. 현미밥 먹기 캠페인이라도 벌려 국민 건강 증진에 힘을 쏟아야 할 때다. 공짜 벌침을 배워서 즐기면 벌침 마니아 생활을 꾸준하게 하게 된다. 이유는 자신이 직접 벌침의 효능을 경험하기 때문이다. 마찬가지로 현미밥을 일주일 정도 먹으면 현미밥 마니아가 된다. 현미밥의 위대함을 직접 경험하기 때문이다. 더 이상 말을 하면 사족을 붙이는 것이 된다.

08

베지, 넌베지, 기생충,
채식, 유기농, 회충

오래 전에 싱가포르 창이공항에서 남인도 마드라스(현 첸나이)행 인도 항공기를 탔다. 당시만 해도 직항로가 거의 없어 싱가포르에서 비행기를 갈아타고 가야 했다. 이륙 후 일정 시간이 지난 후 기내식 서비스가 있었다.

"배지(vege)?, 넌베지(nonvege)?"
"넌베지."
"피시(fish)?, 미트(meat)?"
"피시."

아주 짧은 대화가 이루어졌다. 여승무원들이 비행기 손님들의 식성을 파악하여 거기에 맞추어 기내식을 공급하려는 것이었다. 채식주의자(vegetarian)과 비채식주의자(nonvegetarian)의 구분이 엄격한 나라가 인도이다. 그러다보니 친절하게도(?) 승객 각각에 대한 취향을 미리 확인하여 승객이 원하는 식사를 제공하고 있었다. 수백 명의 승객들의 취향을 파악하는 것도 시간이 많이 걸리므로 아주 간단하게 대화를 할 수 밖에 없었다. 인도에는 엄격한 채식주의자들이 많다. 인도의 어느 중소기업을 업무 차 방문했었는데 종업원 500여 명이 전부 채식주의자라고 했다. 종업원을 채용할 때 채용조건에 채식주의자들만 지원이 가능하다는 조건을 알려 종업원을 뽑는다고 했다. 필자가 농담으로 그것은 인권침해라고 말을 하니 회사 대표는 회사 식당 운영 상 어쩔 수 없다고 하면서 미리 모집조건을 공지했으므로 괜찮다는 것이었다. 그 회사 대표 역시 지독한 채식주의자였으며, 점심식사를 회사 대표실에 차려서 함께 먹었는데 콩과 같은 종류의 곡식으로 두부처럼 만들어 육식을 먹는 식감을 느낄 수 있었다. 회사 대표가 식사를 하면서 재미있는 말을 해주었다. 채식주의자들은 온순한 특성이 있다고 했다. 동물들은 자신이 살기 위해 다른 동물과 식물을 무자비하게 공격하는 본성을 가지고 있으므로 육식을 하게 되면 그런 공격적인 성질을 지닐 수 있게 되며, 채식을 하게 되면 비교적 얌전한 성격을 지닐 수 있다는 말이었다. 채식주의자들 중에는 계란, 우유 등은 먹는 사람도 있으며, 그런 것까지도 입에 대지 않는 채식주의자들도 있다. 종교의 나라인 인도다운 풍습이었다.

비늘이 없는 오징어를 절대로 먹지 않는 사람도 있었다. 그런 고기들은 마귀가 들어 있다고 믿으면서 그랬다. 아무튼 먹는 것까지 엄격하게 자신을 관리하는 모습을 보면서 잡식성인 필자는 의아해하기도 했으나, 한편으로는 엄격한 규칙을 지키면서 흐트러지는 않는 생활방식을 고수하려는 인도인들의 삶을 보면서 호기심이 자극되기도 했다. 필자는 사람들이 먹는 것이라면 다 먹을 수 있다는 믿음을 가지고 살아가고 있는 잡식성이다. 그런데 사람들이 먹을 수 있는 것 중에서 건강에 이로운 것도 있을 것이고 해로운 것도 있을 수 있으므로, 건강에 해로운 것들은 균형식 개념이 아니라면 중년을 지나면서 적게 먹으려고 노력하고 있다. 대체적으로 젊어서는 육식 취향의 사람들이 많이 있고 나이가 들어감에 따라 채식 위주로 즐기려는 사람들이 많다. 유기농 채소를 좋아하는 사람들이 많다. 유기농 채소를 즐길 때 반드시 잘 씻어서 먹어야 한다. 채소는 씻는 과정이 매우 중요하다. 유기농 채소는 기생충 전염 예방을 위하여 비유기농 채소는 농약 같은 잔류성분을 제거하기 위해서라도 확실히 여러 번 씻어서 먹는 습관을 지녀야 한다. 어려서 우리들이 겪었던 기생충 전염 과정을 되새겨보면 쉽게 이해가 간다. 사람의 똥 같은 것으로 채소를 텃밭에 키워 먹었다. 인분만이 아니라 소똥, 돼지똥, 닭똥, 개똥, 염소똥 등등 가정에서 기르는 동물들의 분변을 채소밭에 뿌려주면서 채소를 키웠다. 그런 채소를 먹은 아이들 배 속에 회충, 요충, 십이지장충, 촌충 같은 기생충들이 기생했으며, 얼굴에 버짐이 나타나기도 하면서 그렇지 않아도 영양이 부족한 아이들을 괴롭혔었다. 채식주의자들이 주의할 것은 채소를 잘 씻어 먹는 습관을 지니는 것이다.

09

씹어야 산다, 침이야기, 치아관리,
숟가락과 젓가락, 일본사람, 식탐

인간의 본능 중에 가장 위대한 본능은 먹으려는 본능이다. 인간은 누구나 먹지 않으면 죽기 때문에 먹으려는 본능이야말로 인간 본능의 핵심이다. 동물들은 먹을 때 과감하다. 달리 말하면 물불가리지 않고 먹으려고 한다. 그렇게 먹는 욕심을 부릴 수 있는 것은 나름대로 특별한 씹는 기술과 소화기능을 가지고 있기 때문이다. 소는 풀을 먹고 산다. 산과 들에 자라는 독초를 제외하면 거의 모든 풀들을 뜯어 먹는다. 때로는 나뭇잎을 뜯어 먹기도 한다. 일단 혀와 이빨로 풀을 집어 뜯고 대충 씹고 넘긴다. 충분히 씹어 먹으려면 자신의 덩치에 알맞은 양의 풀을 뜯어먹기가 곤란하다고 판단한 것인지 씹는 과정은 다음에 제대로 하기로 하고 풀부터 뜯어 삼키는 것이다. 풀을 느긋하게 뜯어 먹다가 육식동물들에게 공격당하면 목숨을 잃게 될 수도 있다는 본능에서 안전을 위해 그렇게 진화된 것일 수도 있다. 주로 낮에 충분히 배가 부르도록 풀을 뜯어 먹고 난 다음 휴식시간이나 잠잘 무렵에 낮에 대충 씹어 넘겼던 풀을 되새김질하여 소화되기 쉽게 잘게 씹는다. 본격적으로 씹는 과정이 되새김질이다. 이런 방식으로 야생에서 질긴 풀들을 뜯어 먹으면서 적응이 되었다. 하지만 인간은 소와 같은 되새김질 기능을 지니고 있지 않다. 따라서 음식을 섭취할 때 거치는 공정 하나하나가 매우 중요하다. 먼저 음식이 소화되기 쉽게 익히거나, 작게 쪼개거나 여러 가지 음식물을 혼합시키면서 요리를 한다. 그것을 손이나 숟가락, 젓가락, 포크 등을 사용하여 입으로 넣고 씹는다. 인간의 기본적인 본능이 식욕과 성욕인데 그 중에 식욕은 남녀노소 살아있는 인간에게 가장 중요한 것이다. 그 본능을 즐기는 것이 씹는 행동이다. 따라서 식욕을 푸는 과정 즉 씹는 행동을 하면 행복을 느끼게 하는 물질이 분비되어 쾌감을 느낀다. 씹는 행동 그 자체만이라도 인간은 행복을 느낄 수 있다. 그렇게 중요한 음식 섭취 과정에서의 씹는 행동을 종종 무시해서 질병이 발병하게 만든다. 누가 쫓아오는 것도 아니고 빨리 위로 삼켜서 나중에 되새김질도 할 수 있는 것도 아닌데도 불구하고 소처럼 흉내를 내어 음식을 섭취하니 건강에 탈이 나지 않을 수 없다. 음식 섭취 과정이 정상적이지 못하면 만병의 근원인 면역력 저하가 나타나게 되고 여러 가지 질병들을 불러들이게 된다. 이처럼 씹는 과정은 너무나 중요한 과정이다. 씹는 과정 하나만으로도 50%이상 소화를 시킨다고 믿어야 한다. 씹는 과정은 단순히 음식을 잘게 쪼개는 기능만이 아니다. 입에서 음식물을 씹을 때 분비되는 소화액 중의 하나인 침이 음식물에 충분히 섞이게 하는 기능도 함께 이루어진다. 오래도록 씹으면 씹을수록 음식물에 침이 충분하게 섞여 위나 장에서 소화 흡수 되는 과정을 수월하게 해준다. 대장에 질병이 있는 사람이 음식물을 죽이 되도록 오래도록 씹어 삼키는 식사법을 행하고 나서 질병이 개선되었다는 말도 있다. 음식물을 잘 씹기 위한 방법에 대하여 생각해 보았다.

첫째 너무 뜨겁거나 찬 음식을 입안에 넣지 말아야 한다.

❖ … 입속은 매우 신경이 민감한 부위이므로 음식물이 너무 뜨겁거나 차면 일단 입안이 불편해지므로 씹는 행동을 생략하고 삼키려고 한다. 때로는 얼른 뱉으려고 할 때도 있다. 하지만 본능적으로 귀한 음식물을 뱉기보다는 삼키려는 경향이 강하므로 덜 씹고 삼키는 경우가 많다.

둘째 너무 맵거나 짠 자극적인 음식을 삼가야 한다.

❖ … 역시 입안은 모든 음식 맛을 느낄 수 있을 정도로 민감한 부위이므로 얼른 삼키고 물을 마시려고 한다. 그러므로 결국 덜 씹고

삼키는 경우가 많게 된다.

셋째 음식물을 입안에 많이 넣지 말아야 한다.

❖ … 이것은 우리나라 사람들에게 매우 중요한 것이다. 쌈밥문화와 비빔밥문화가 있는 우리나라 사람들은 입안 가득하게 음식물을 넣고 씹어야만 먹는 것 같은 느낌 즉 식감을 즐길 수 있다고 믿고 있다. 크게 쌈을 싸서 입안에 꽉 차게 밀어 넣고, 때로는 음식물이 튀어나올 정도로, 씹어야 음식 섭취의 즐거움을 가질 수 있다고 믿는 잘못된 습관이 있다. 입안에 음식물이 가득 차면 역시 씹는 과정이 불편하므로 대충 씹고 삼키려는 경향이 있다.

넷째 숟가락을 버리고 젓가락을 사용해야 한다.

❖ … 일본사람들은 숟가락을 사용하지 않는다. 일본에 가보면 숟가락이 없어 매우 불편함을 느끼는 사람들이 많이 있다. 심지어 국을 먹을 때도 젓가락을 사용해서 먹는다. 상당히 어색한 느낌이 들지만 모든 음식은 젓가락으로 사용하는 것이 일본인들의 원칙인 것이다. 아주 오래 전에 일본에 갔을 때 숟가락으로 음식물을 크게 한술 떠서 입안에 가득 넣고 씹는 행복감을 느끼고 싶어서, 전철을 타고 인근 도시에서 한국인이 운영하는 비빔밥집에 원정을 가기도 했었다. 맵고 짭짤한 고추장 비빔밥을 숟가락으로 먹는 식감이 그리워

서 그랬다. 비빔밥식당 여사장은 한국 사람들이 인근 도시에서 전철을 타고 많이 온다고 했다. 건강에 관심이 덜 했던 젊은 시절이었으니 그런 행동을 했겠지만 다시 일본에 간다면 그냥 젓가락으로 일본인들의 식사법을 그대로 따라 할 것이다. 국을 먹을 때는 건더기를 젓가락으로 먹으면서 국그릇을 입에 대고 조금씩 국물을 마시면 된다. 젓가락을 사용해서 국을 먹으면 국물을 덜 마시게 되어 국물에 녹아있는 소금성분을 소량으로 섭취하게 되므로 고혈압, 당뇨병, 고지혈증, 뇌혈관계질환, 심혈관계질환 등에도 유리하다. 일본인들이 젓가락을 사용하는 것을 말하는 이유는 숟가락으로 밥을 떠서 먹으면 젓가락으로 밥을 먹는 것보다 2~3배 많은 양의 밥을 입안에 넣게 되어 역시 씹는 행동이 부족하게 될 가능성이 높기 때문이다. 젓가락으로 적은 양의 밥을 입에 넣고 씹으면 충분히 씹는 행동이 가능하다. 일본인들의 평균수명이 세계에서 가장 높다고 한다. 필자는 아마도 일본인들이 젓가락 사용문화가 평균수명 연장에 영향을 끼친 것이 아닌가 하는 생각을 해본다. 물론 입안에 음식물을 젓가락으로 조금씩 밀어 넣고 씹는 행동 때문에 다른 나라 사람들에 비해 일본인들 중에 덧니를 가진 이들이 많이 보일 것이라고 추측도 해보았다. 젊은 아가씨가 덧니를 살짝 들러내고 웃는 모습은 아름다움 그 자체였다. 소처럼 무자비하게 음식을 입에 넣고 대충 씹어 삼키며 식탐을 하는 사람들보다는 애교스럽다. 필자는 모든 음식을 먹을 때 숟가락보다는 젓가락을 사용하려고 한다. 하지만 청국장은 아직도 숟가락으로 떠 먹고 있지만 다른 것들은 전부 젓가락으로만 먹으려고 한다. 속말에 사람이 죽은 것을 '밥숟가락 놓았다.'고 했다. 먹거리가 부족한 아날로그 시대의 잔재이다. 디지털 시대에 이 속말을 '젓가락 놓았다.'라고 해야겠다.

다섯째 치아관리가 건강관리의 기본이다.

❖ … 음식물을 충분히 잘 씹으려면 치아상태가 좋아야 한다. 아무리 잘 씹어서 음식물을 삼키려고 해도 치아가 없다면 그림의 떡이다. 따라서 건강관리의 기본은 치아관리에서 시작된다. 씹는 행동이 고통스럽게 느껴질 정도로 잇몸질환이나 치아질환이 있다면 즉시 치료를 해야 한다. 그런 다음 평소에 잇몸질환, 치아질환이 발병하지 않도록 스스로 관리를 해야 한다. 잇몸질환, 치아질환의 원인은 여러 가지겠지만 그 중에 중요한 원인은 음식을 섭취하고 난 다음에 치아 사이에 낀 음식물찌꺼기와 담배와 술의 잔류 성분이다. 음식물찌꺼기를 제거하는 방법은 일단 음식을 섭취하고 난 다음엔 반드시 치간 칫솔과 치실을 이용하여 치아 사이에 낀 음식물찌꺼기를 제거하고 칫솔을 이용하여 이를 잘 닦으면 된다. 특히 육식을 했으면 빠른 시간 안에 치간 칫솔과 치실을 이용하여 치아 사이에 낀 고기잔류성분을 제거하고 이를 칫솔로 닦는 습관을 생활화해야 된다. 육식이라는 것은 설렁탕이나 곰탕 같은 육수로 요리된 음식도 포함된다. 필자는 치아관리가 매우 중요하다는 것을 깨달은 이후부터는 육식과 채식을 가리지 않고 입안을 청소하는 습관을 가지게 되

었다. 담배도 가능하면 피지 말아야 한다. 술 또한 절제하려는 마음 가짐을 지니게 되는 나이가 중년이 지나면서일 것이다. 술과 담배 같은 것을 즐긴다면 반드시 1년에 1회 정도는 스케일링을 하여 치아 관리를 해주는 것이 좋다. 아주 기본적인 건강 상식을 필자가 미주알고주알 말하는 것은 누구나 다 아는 상식이지만, 결국 하고 안 하고 법칙을 알고 행하느냐 모르고 행하지 않느냐가 건강관리의 기본이라는 사실을 말하기 위함이다. 육식을 하고 치아청소를 하지 않으면 채소성분보다 부패가 빠르고 부패곰팡이 균이 훨씬 더 많이 생성되기 때문이다. 그것이 이와 잇몸의 경계부위를 통하여 혈액 속으로 잠입하여 만병의 근원을 만들기 때문이다. 치아가 튼튼해야 잘 씹을 수 있는 기본요건이 되기 때문에 치아관리는 아무리 강조해도 지나치지 않는다. 이 내용을 잊어버리면 부부관계의 스킨십을 위해서라도 치아관리를 중요하게 여기고 행하는 것이 좋다.

10

알면 억울하지 않다, 담배와 술,
환경이야기

사람은 살아가면서 억울한 일을 많이 접하게 된다. 억울하다는 것은 인정하기 곤란하다는 것이다. 완벽하게 수긍할 수 있는 경우라면 사람들은 억울해 하지 않는다. 공정한 경쟁이 이루어지지 않은 결과물로 억울함을 당한 경우도 있을 것이며, 돈이 부족하여 좋은 기회를 잡지 못한 경우도 있을 것이다. 수단과 방법을 가리지 않고 승리한 사람들이 억울한 사람들에게 하는 말이 있다. '핑계거리를 찾지 말고 신사답게 결과에 승복하라.' 일리가 있는 말이지만 거꾸로 승자의 여유로움이나 패기가 부족해 보인다. 패자가 수긍할 수 없다는 것은 뭔가 경쟁에 공정하지 못한 구석이 있다는 것을 알기 때문이다. 그러므로 패자의 억울함을 확실히 풀어주지 못한다면 억울함이 분노로 발전되고 결국에는 적개심으로 변하게 된다. 상대방을 완전하게 수긍토록 만든 경우가 삼국지에 나오는 제갈공명과 맹획의 칠종칠금 내용이다. 맹획을 일곱 번 잡아서 일곱 번 풀어주면서 완벽하게 제압을 하여 복종하게 만든다는 내용이다. 맹획의 이 핑계 저 핑계 그 핑계거리를 모두 들어주면서 마음에서 우러나는 복종을 끌어냈다. 두 사나이의 멋진 플레이가 돋보이는 고사이다. 목숨을 건 전쟁 상황에서도 사나이로서의 여유로움이 가장 돋보이는 내용이라서 역사적 인물 중에 두 사내를 좋아하며 존경스러운 마음이 들기도 한다. 건강 문제를 제외한 것들은 어떤 상황을 미리 알고 당하든 모르고 당하든 억울한 면이 있을 수 있다. 세상이 호락호락하지 않기 때문이다. 하지만 건강 문제만은 상황이 다르다. 알고 당하기 때문에 억울하지 않은 것이 건강 문제이다. 담배를 피우면 폐암에 걸릴 확률이 높아지게 된다는 사실은 이미 세상에 다 알려졌으므로 누구나 다 알고 있다. 따라서 어떤 애연가가 폐암에 걸렸더라도 절대로 억울해 하지 말아야 한다. 왜냐하면 이미 누구나 다 알고 있는 결과가 나타난 것이기 때문이다. 술을 오래도록 과하게 마시면 간 건강에 이롭지 않다는 사실도 이미 세상 사람들 모두 다 알고 있다. 음주를 과하게 즐겨 간암에 걸렸더라도 절대로 억울해 하지 말아야 한다. 모두 순작용이기 때문이다. 필자도 술과 담배를 많이 즐겼다. 그러므로 이미 알고 있는 사실처럼 필자에게 잡병이 찾아온다고 해도 절대로 억울하게 생각하지 않겠다고 마음을 먹고 있다. 그렇지만 필자는 공짜벌침 즐기기와 헛개나무 제대로 달여 마시기를 즐기면서 과거에 잘못된 건강에 해로운 행동을 했던 것을 지우려고 노력하고 있다. 음주운전을 하면 사고가 날 가능성이 높아지고, 그러면 민형사상처벌을 받게 된다. 이런 사실을 모르는 운전자는 아마도 없을 것이다. 만약에 음주운전으로 사고가 났을 때 절대로 억울해 하지 말아야 한다. 왜냐하면 이미 다 알고 행한 일이기 때문이다. 필자는 이미 다 알고 있는 일들이 필자에게 다가왔을 때 호들갑을 떨거나 억울해 하지 않으려고 노력하고 있다. 억울해 하거나 당황하거나 할 일들을 가능하면 만들지 않으려고 한다. 하물며 자신의 생명이 달린 건강관리야말로 그 어떤 일보다도 우선하여 관심을 가져야 한다. 그 누구도 자신의 건강을 챙겨줄 리가 없다. 다들 각자 자기들의 건강관리에 관심 갖기도 벅차므로 타인들의 건강관리를 위해 진심어린 행동을 해주는 이는 극히 적기 때문이다. 요즘 세상은 돈이 먼저인 세상이다. 다른 사람들이 질병에 걸려서 생고생을 해야 자신들의 수입이 늘어나는 사람들도 있다. 제약회사 같은 곳은 질병에 걸린 사람들이 많이 늘어날수록 호황을 누리는 구조가 돈이 먼저인 세상이다. 사람들이 아프지 않으면 사업을 접거나 아니면 다른 아이템으로 바꿔 타야만 된다. 어떤 약이 좋다고 하여 구입을 했는데 전혀 효과가 없다고 해도 돈이 먼저인 세상에서 흔히 일어날 수 있는 일이라고 이해하고 억울해 하지 말아야 한다. 세상이 그런 구조라는 것을 알고 있었을 것이다. 세상이 그렇다는 것을 모르고 당했으면 억울해 해도 무방하다. 혈안이라는 어려운 말이 있다. 핏빛으로 물든

무서운 눈이다. 돈이 먼저인 세상에서는 모두가 돈의 소중함을 알기에 돈을 벌려고 혈안이 되어 설치게 된다. 다들 혈안이 되어 돈을 벌려고 할 때 그들을 대하려면 자신도 혈안이 되어야 산다. 자신을 지키기 위해 혈안이 되어 돈이 세어 나가는 것을 막아야 한다. 특히 사람의 생명을 가지고 장난을 치려는 혈안이 된 세력들도 있으니 그런 세력들에게 이용당하지 않으려면 철저하게 스스로 혈안이 되어서 건강관리에 관심을 갖는 것이 좋다. 아무튼 알고 당하면 억울해하지 말아야 한다. 밀가루 음식과 같이 정제된 음식을 섭취하는 것을 즐기는 사람이 씹는 행위를 충분히 하지 않아 개 턱처럼 변할 경우도 알고 그렇게 되었다면 억울해 하지 말아야 하고, 모르고 개 턱처럼 되었다면 억울해 해야 한다. 또한 정제된 음식물을 섭취하는 것을 좋아하는 사람이 변비가 심하게 되어 간이 나빠지거나 피가 탁하게 되어 여러 가지 질병에 걸렸더라도 알고 먹었으면 억울해 하지 말아야 한다. 하지만 몰라서 그렇게 되었다면 억울해 해도 좋다. 많은 경우의 억울함 중에서 이 책 내용을 이해하지 못해서 그러니까 '하고 안 하고 법칙'이 세상에 있는 줄 몰라서 고질병에 시달린다면 정말로 억울한 일이다. 매연, 오염된 물, 미세먼지 등등 스피드 시대의 환경문제가 건강에 치명적일 수 있다는 사실을 우리들은 너무 잘 알고 있다. 그러므로 나쁜 환경문제 때문에 질병이 걸렸어도 억울하다고 생각하면 안 된다. 이미 다 알고 있었으니까.

11

무책임의 극치와 병원중독증, 콩가루 집안, 예방의학, 건강관리 전문가

세상이 분업화 시대이다. 달리 말하면 전문가 시대라고 할 수 있다. 그러다보니 뭐든지 전문가에게 의존하려는 습성을 지닌 사람들이 늘고 있다. 돈이면 뭐든지 할 수 있다는 잘못된 철학이 팽배한 탓이기도 하다. 전문가에게 의존하는 것이 나쁘다고 생각하지 않는다. 이리 저리 헤매지 않고 어떤 곤란한 문제를 만났을 적에 쉽게 해결할 수 있기 때문이다. 송사가 있을 때 법 전문가인 변호사에게 의뢰를 하는 편이 복잡한 문제를 푸는데 도움이 된다. 팔이 부러졌을 때 외과수술 전문가인 정형외과 의사에게 의존하면 편리하고 안전하다. 피아노를 배울 때 피아노를 잘 치는 사람에게 배워야 실력이 늘게 된다. 그렇다고 모든 것을 전문가에게 의존하는 것이 좋은 것은 아니다. 자신의 프라이버시가 남에게 알려진다면 그것은 아주 큰 스트레스로 작용할 수 있다. 자신의 건강상태를 가장 잘 알고 있는 사람 즉 자신의 건강 전문가는 자기 자신이다. 자신이 살아오면서 경험한 여러 가지 일들을 머릿속에 고이 간직하고 있으므로 자신의 건강 문제는 자신이 전문가인 것이다. 물론 건강검진을 받을 때 의료장비, 간호원, 의료진 등의 도움을 필요에 따라 받을 수 있다. 회사를 운영할 때 투자비가 많이 드는 경우 외주처리를 하는 것처럼 위와 같은 것들을 외주처리 한다고 생각을 하고 도움을 받으면 된다. 자신이 할 수 있는 것들은 자신의 건강관리 전문가인 자기 자신이 직접 챙겨야 한다. 이런 기본적인 사실을 잘 모르고 병원중독증이나 보약중독증에 걸려 타인에게 자신의 건강 문제를 맡긴다면 수동적인 삶이 된다. 세상을 살면서 반드시 깨우쳐야 할 것이 있다. 모든 것은 이해관계에 따라 움직인다는 사실이다. 즉 자신이 아닌 타인들은 자신들의 이해관계에 도움이 되도록 행동할 수밖에 없다. 따라서 타인에게 자신의 건강문제를 완전히 맡기려는 태도는 타인의 이해관계에 어울리게 자신을 이용하라고 하는 행동이나 마찬가지이다. 그런 사고방식을 지니고 살아가는 사람이라면 무책임의 극치를 보여주는 것이다. 자신의 죽고 사는 문제는 어쨌든 자신이 주체가 되고, 타인은 그저 필요에 따라 이용할 수 있는 객체에 지나지 않다. 콩가루 집안이라는 속말이 있다. 가족들이 단합이 안 되고 각자가 따로 자신들의 입장만 고수하려고 할 때 콩가루 집안이라고 말을 한다. 밀가루보다 콩가루는 반죽이 어렵기 때문에, 단합이 잘 안 되는 집안을 그렇게 빗대어 말한다. 자신의 건강문제를 한 가정이라고 할 때 입 따로, 대장 따로, 생각 따로, 항문 따로, 기분 따로, 생식기 따로, 위장 따로 등과 같이 콩가루 집안처럼 각각 따로 논다면 건강문제를 해결할 수 없다. 오히려 건강문제를 악화시켜 사망에 이르게 될 수도 있다. 항문으로 배설하기 좋은 것을 입으로 섭취해야 건강문제에 도움이 되겠지만 입은 입에 좋은 것만 섭취하려고 하고 항문은 항문대로 배설을 쉽게 하지 못해 생고생만 한다면 콩가루 집안이 망하듯이 건강이 무너지게 된다. 입이 대장이나 항문을 배려하여 모두에게 유익한 것을 섭취하려고 노력하면 대장은 대장 나름대로 간이나 항문에게 고통을 주지 않게 된다. 그러면 섭취와 배설이 정상적으로 잘 이루어지게 되어 건강문제가 콩가루 집안처럼 무너지는 일이 사라질 것이다. 질병에 시달리는 사람들 중에 아마도 신체의 주요 부속기관들이 콩가루 집안처럼 각자 자신에게 즐거운 것만 하려고 설친 것이 원인일 수도 있다. 따라서 모든 장기들을 서로 배려해주려는 기본적인 마음가짐부터 가져야 질병에 시달리는 것을 멈추게 할 수 있다. 건강문제를 푸는 기본은 배려하는 마음가짐이며 사후약방문이 아니라 사전예방을 하려고 노력하는 것이 우선이다. 질병이 갈 데까지 갈 정도로 진행되었을 적에 어찌 할 수 없어 울고불고 할 것이 아니라, 질병이 걸리지 않도록 예방을 철저히 하며 질병이 설사 걸렸더라도 갈 데까지 가지 않게 제대로 관리를 하려는 자세가 필요하다. 갈 데까지 가지 않게 하는 방법 중에 공짜벌침을 즐기고, 헛개나무 제대로 달여 마시기를 하면서, 현미밥을 먹고, 물을 충분히 마시고, 숟가락을 내려놓고 젓가락 사용을 생활화하고, 적당한 소금성분을 보충하면서 사는 것이 최고라고 믿고 행하면 좋다. 서민들이 일부러 돈을 더 들여서 하는 것들이 아니라 부뚜막 위의 소금처럼 마음만 먹으면 누구나 쉽게 즐길 수 있는 방법들이다. 달나라에 사는 토기 간을 구해 먹으라는 것이 아니며, 있는 사람이나 없는 사람이나, 아픈 사람이나 아프지 않은 사람이나 마음만 먹으면 적은 비용으로(거의 공짜수준으로) 행할 수 있다. 하지만 '하고 안하고 법칙'을 이해하지 못하고 행하지 않으면 잔디를 이불 삼아 덮고 드러눕는 일이 기다릴 것이다.

12

목소리 배설이야기, 중풍, 뇌경색, 뇌출혈, 테너, 뇌졸중, 치매, 폐암, 파킨슨병

동네에 있는 작은 동산에 오르면 남자의 굵은 목소리가 들리곤 했다. 테너 성악가의 가곡을 부르는 소리라기보다는 어린 시절 잔칫날 돼지 목 따서 잡을 때 나던 소리에 가까웠다. '이야 이호! 이야 이호!'라고 소리를 지르면서 뇌경색 후유증으로 한쪽 신경이 원활하지 못한 그래서 걷기가 약간 불완전하고 말을 어눌하게 할 수밖에 없는 중년 남성의 목소리 배설이었다. 그렇게 중년 남성이 목소리 배설을 2달 정도 다른 사람들 신경 쓰지 않고 꾸준하게 한 결과 뇌경색 후유증이 많이 개선되었다. 필자가 처음 그 남성의 목소리 배설 행동을 접하고는 미친 사내가 할 일이 없어 욕구불만을 표출하는 것으로 생각했었다. 하지만 인근 주민들로부터 그 남성이 처한 입장과 목소리 배설을 하는 목적을 알고부터 그 남성의 굵고 큰 '이야 이호! 이야 이호!' 라는 소리가 들리지 않는 날이면 있어야 할 것이 사라진 느낌이 들기도 했었다. 목소리 배설이 뇌경색 후유증 치료에 상당한 도움이 되는 것을 알았다. 뇌경색 환자들의 대부분은 말을 어눌하게 한다. 말을 주관하는 뇌에 문제가 생기기 때문이다. 목소리 배설을 크고 우렁차게 반복 하여 말을 주관하는 뇌를 계속 자극하면 결국 손상된 부위가 회복될 것이다. 아무튼 목소리 배설을 기회가 될 때 마다 해야겠다. 아주 큰 소리로 배에서부터 우러나오는 목소리 배설을 하면 뇌혈관계질환에 상당한 도움이 될 것이며 그런 질병(뇌출혈, 뇌경색, 뇌졸중, 치매, 중풍, 노망, 알츠하이머, 파킨슨병)들의 예방차원에서라도 행하는 것이 좋다. 어렸을 적에 지게 지고 나무 하러 가서 돌 굴리기 놀이를 즐겼었다. 깊은 산 중에 홀로 있으면 심심함이 발광을 했다. 골짜기를 사이에 두고 앞산을 향해 메아리를 만들었다. '야호!'라고 크게 소리를 지르면 음속이 1초에 340m 정도이므로 거기에 상당하는 시간을 두고 메아리가 들여왔다. 앞산과의 거리에 비례하여 메아리가 때로는 늦게 때로는 빠르게 들려왔다. 이렇게 소리를 지르다가 돌 굴리기 놀이를 했다.

"할아버지 돌 굴러가유!"

라고 크게 소리를 지르고 난 다음 어느 정도 시간이 흐른 후에 아무런 인기척이 없으면 산중턱에서 돌 굴리기 놀이를 하기 좋은 커다란 돌을 찾아 굴렸다.

돌은 '사사삭, 스스스륵, 탁탁, 딱' 등과 같은 이상한 소리를 내면서 풀과 나무 사이로 굴러갔다. 돌이 구르면서 나무와 돌 등에 부딪혀 여러 개로 쪼개지거나 하늘로 높이 튀어 오르는 모습을 보면서 심심함을 달랬다. 신나게 굴러가는 돌을 보면서 세상 속으로 구르고 싶은 욕망이 살아나기도 했다. 주위에 아무도 없으니 제멋대로 소리를 지르거나 노래를 불렀다. 리듬이나 박자 따위는 고려대상이 아니었다. 목소리의 크고 작음만 있을 뿐이었다. 홀로 산속에 있을 때 목소리 배설을 크게 하는 또 다른 이유는 아마도 들짐승들에게 미리 사람이 있다는 것을 경고하여 낭패를 당하지 않으려는 의도도 있었다. 지금 생각해보니 어린 시절 목소리 배설을 자유롭게 자주 하면서 신체 균형을 유지해서 병원에 가지 않고도 잡병에 거의 걸리지 않고 자랐던 것이다. 요즘은 도로망의 발달로 인하여 돌 굴리기 놀이를 할 수 없다. 지나가는 사람이나 자동차들이 다칠 수 있기 때문이다. 스케일이 큰 사업가가 있다면 돌 굴리기 놀이를 할 수 있는 테마파크를 만들어 스트레스에 시달리거나 목소리 배설을 할 수 없는 사람들을 위하여 운영한다면 돈을 많이 벌 수 있을 것 같다. 실내에서 하는 볼링보다 천연 자연 돌 굴리기 놀이는 규모도 훨씬 크고 누구나 한번 경험하게 되면 그 손맛에 중독되어 계속 즐길 수밖에 없을 것이다. 가족들이 함께 돌 굴리기 테마파크에 입장하여 목소리 배설로 메아리를 만들면서 돌 굴리기 놀이를 즐긴다면 행복한 가정의 행복을 보장할 것으로 확신한다. 돌 굴리기 놀이는 인간의 파괴 본능을 발산하거나 자신을 보호하려는 보호본능을 대리만족시켜 줄 것이다. 인간은 백병전 전투를 벌일 때 목소리 배설을 했다. 목소리 배설을 하게 되면 용기와 사기를 드높이는 효과가 있으며 두려움을 없애주면서 전투원들의 전우애를 끈끈하게 만들어 주었다. 소리를 크게 지르면 신체에 누적되어 있는 배설하지 못한 나쁜 기운을 밖으로 표출하게 된다. 즉 막혔던 기가 뚫려서 용감하게 싸우게 된다. 일부 자폐증 장애우들 중에 가끔씩 소리를 지르는 행동을 하는 경우를 보았다. 분명 어떤 불만이 있어서 그것을 표출하는 행동이다. 목소리 배설도 연습이 필요했다. 필자가 우연한 기회에 특공대라는 부대에서 훈련을 받았었다. 늦은 봄 훈련을 받으러 가면서 수통에 물을 반쯤 채우고 소금을 한 스푼 정도 주머니에 넣고 갔다. 부대 입구에서부터 '뺑뺑이'를 돌리므로(요즘은 사라졌다고 확신함) 땀을 너무 많이 흘리면 탈수증이 있을 지도 모른다는 동료들의 걱정스런 충고를 듣지 않을 수 없었다. 수통에 물을 반쯤 채운 것은 덥다고 물을 한꺼번에 많이 마시면 토할 수 있으므로 적당히 마시기 위한 궁여지책이었다. 아니나 다를까 예상대로 '뺑뺑이'를 돌리는 것이었다.

"자신의 머리만한 돌을 들고 앞산 정상까지 선착순 집합!"
"좌로 굴러! 우로 굴러! 뒤로 취침! 앞으로 취침!"
"스크럼을 짜고 앉아 일어서 100회 실시!"

등등 일반부대의 느슨함을 제거하기 위한 뺑뺑이(얼차려)는 저녁 식사 시간 전까지 계속되었다. 특공대 병사들이 소대별로 집합하여 식당으로 가는 것이 보였다. 물론 식당으로 이동하면서 군가를 힘차게 불렀다.

내 뺨에 뽀뽀하고 특공대에 가신 아빠
훈련이 고되다지요 낙하산도 탄다지요
영아는 걱정 마세요 엄마가 있으니까

이런 가사의 군가를 목이 터지게 힘차게 불렀다. 리듬은 트로트 느낌과 유사한 것이었지만 일반부대원 100여 명이 함께 부른 군가소리보다 10여 명의 특공대원들이 부르는 군가소리가 훨씬 우렁차고 절도가 있었고 군기가 넘쳐났다. 목소리 배설을 하려면 적어도 특공대원들이 부른 군가소리처럼 원 없이 크게 질러야 효과가 있다. 온갖 나쁜 기운을 몸 밖으로 배설시키려면 목소리를 크게 하는 것이 효과적이다. 교육프로그램도 인상적이었다. 식사와 휴식 시간을 빼고 하루 종일 각개전투 과목의 교안을 들고 연병장에 훈련병끼리 마주보면서 서서 가장 큰 목소리로 강의를 하는 훈련이었다. 확성기 없이 목소리를 가장 크게 하여 떠들어야 했다. 목이 쉴 정도였다. 완전군장을 하고 방독면을 착용하고 구보를 하는 것보다 더 많은 에너지가 소모되는 느낌이었다. 자신감, 두려움 없앰, 근성, 깡다구 등의 향상을 위해 좋은 훈련이라고 기억 된다. 목소리 배설은 건강관리에 필수적인 것이다. 필자는 소리를 질러 뇌경색 후유증을 치료했다는 사실을 믿고 있다. 요즘은 목소리 배설을 할 장소가 부족한 것 같다. 아무데서나 고래고래 소리를 지르면 미친 사람으로 취급당할 수 있다. 오지의 깊은 산골짜기에 홀로 살면서 목소리 배설을 원 없이 하고 싶다. 질병에 걸리고 싶지 않기 때문이다. 노래방에 갔을 때 마이크를 계속 잡고 싶은 사람이 있다면 현명한 사람이다. 목소리 배설을 많이 하고 싶어 그러는 것이다. 달리 말하면 신체에 나쁜 기운이 많이 쌓여 있으므로 그것을 배설하고픈 본능이다. 등산 가서 정상에서 '야호'라는 소리를 10여 회 정도 지르는 습관을 가지는 것도 나쁘지 않겠다. 억지로 소리 내어 울거나 웃거나 하는 것도 건강에 도움이 된다. 목소리 배설이기 때문이다.

13

눈물이야기, 공감하기, 화병, 안구건조,
노안, 시력, 예방주사

모든 배설은 좋은 것이다. 왜냐하면 배설을 주관하는 뇌신경을 자극하여 노화를 방지할 뿐만 아니라 배설기관이 작동을 하게 하여 굳어서 고장이 날 가능성을 없애주기 때문이다. 눈물을 배설하기 어려운 안구건조증에 걸리면 상당히 불편하다. 그러므로 눈물 배설 역시매우 중요하다. 울고 싶을 때 엉엉 소리 내어 울면 좋으련만, 역시눈물 배설을 소리 내면서 할 장소가 부족한 것이 현대를 살아가는사람들의 슬픈 처지이다. 그나마 결혼한 여성들은 부부싸움을 핑계로 가끔씩 엉엉 소리 내어 울 기회가 있지만, 남성들은 그렇게 할 여건이 마련되어 있지 않다. 이웃사람들이 부부싸움으로 여성이 소리 내어 우는 것은 너그럽게 이해해주지만 남성이 그런 행동을 한다면 '쪼다'로 볼 수 있다는 불문율이 아직 존재하는 것이 우리나라이다. 목소리 배설을 열심히 하여 뇌경색 후유증을 극복한 것처럼 환우들은 보다 적극적으로 목소리 배설뿐만 아니라 눈물 배설을 열심히 해야 한다. 하고 안 하고 법칙처럼 안 하면 반신불수가 되거나 죽을 수도 있다. 사람들이 눈물을 흘리는 경우를 생각해 보았다. 인간이 태어날 때 울면서 목소리 배설을 한다. 아이들이 자라면서 무엇인가를 요구하거나 부족함과 불편함을 느낄 때 울면서 눈물을 흘린다. 어린 시절의 눈물은 자신의 이상 통증, 공포심, 불안감, 배고픔, 억울함 등을 다른 사람에게 알려 도움을 요청하는 경우 즉 동물적인 본능에 가깝다. 이에 반해 성인들의 눈물은 동물적인 본능에 입각한 눈물을 흘리기보다는 보다 인간적인 눈물을 흘린다. 성인이 되면서 사회적인 교육을 받아 인격이라는 것이 형성되었기 때문이다. 종종 성인들 중에 가짜로 눈물을 흘리면서 양심을 속이려는 사람도 있으나 미숙한 성인이라고 여기면 그다지 틀리지 않겠다. 성인들이 눈물을 흘리는 경우는 대체로 3가지 정도이다. 슬플 때, 기쁠 때 그리고 공감할 때이다. 슬픈 경우를 생각해보면 사랑하는 사람이 죽었을 때, 사랑하는 사람과 헤어지게 되었을 때가 주를 이룬다. 불행한 일을 자신이나 이웃들이 당했을 적에도 슬프기 때문에 눈물이 난다. 기쁠 때 눈물을 흘리는 경우는 헤어졌던 사람과 다시 만났을 때나 자신이 간절히 바라던 것을 성취했을 때이다. 필자는 아버지가 돌아갔을 때 너무 슬펐다. 하늘이 무너졌을 때와 아버지나 임금이 돌아갔을 때 사용하는 표현을 천붕(天崩)이라고 한다. 천붕을 당해보니 너무 슬픈 나머지 눈물이 한 방울도 나오지 않았다. 그래서 다짐을 했다. 천붕을 당했음에도 눈물을 흘리지 않았기 때문에 살아가면서 그어떤 슬픈 일을 당해도 절대로 눈물을 흘리지 않겠다는 나름대로 다짐을 했고 그렇게 살아왔다. 하지만 기쁜 경우엔 눈물이 자주 흘렀다. 수십 년 만에 만난 친구를 보고 눈물이 나기도 했다. 필자는 눈물을 잘 참지 못하는 신체적 구조를 가지고 있다. 슬픈 경우는 천붕을 당했음에도 눈물을 흘리지 못했기 때문에 어느 정도 눈물 흘리는 것을 조절할 수 있으며, 기쁠 때도 마음 다스림으로 눈물을 참을 수 있다. 하지만 무엇인가를 그리고 누군가를 공감할 때는 흐르는 눈물을 통제할 수 없다. 공감할 때는 그냥 눈물이 소리 없이 흐른다. 그러므로 손수건이나 팔소매로 흐르는 눈물을 닦아야 한다. 무엇인가를 그리고 누군가를 공감할 때 눈물이 잘 흐르는 것에 대하여 눈 건강관리 차원에서 고맙게 생각하고 있다. 어떤 영화나 드라마 또는 다큐멘타리 프로그램을 접했을 적에 필자의 마음을 움직여 마음속에 공감이라는 엔돌핀이 만들어지면, 다른 사람들이 보기 민망할 정도로 눈물이 나면서 콧물도 함께 날 때가 부지기수이다. 화병이라는 것이 있다. 주로 우리나라 중년 주부들에게 자주 발병하는 질병이다. 화병을 다스리는 방법 중에 크게 소리 내어 엉엉 울면서 눈물을 펑펑 쏟아내는 것이 가장 좋은 것이라고 필자는 믿고 있다. 화병이 있는 사람이라면 어떤 공감할 수 있는 상황이나 사람을 만났을 때 한번 사용해보기 좋은 방법이다. 필자는 남자라는 이유로 함부로 울어서는 안 되는 것으로 사회적인 교육을 받으며 살아왔다. 그래서 남자가 운다는 것에 익숙하지 않다. 가족들과 함께 영화나 드라마를 보면서 공감할 수 있는 대사나 장면이 나오면 눈물이 저절로 많이 나와서 곤란할 때가 있다. 내놓고 눈물을 흘리자니 왠지 나약한 남자로 취급을 받을 것 같고 몰래 손으로 눈물을 훔치자니 불편함이 있다. 때로는 홀로 영화를 보면서 공감할 경우에 한없이 눈물을 흘리기도 한다. 달리 생각하면 필자에게 아직 눈물이 마르지 않았으니 너무나 고마운 일이기도 하다. 피도 눈물도 없는 사람을 냉혈한이라고 한다. 이런 사람은 왠지 섬뜩한 가슴을 가진 것 같아서 싫다. 어린 시절 시골아이들은 장난감이 없었으므로 곤충을 잡아 장난감 대신으로 가지고 놀았다. 매미를 잡아 한쪽 눈을 손톱으로 멀게 하여 날려 보내면 매미는 한쪽 방향으로 날아가면서 커다란 원을 그렸다. 잠자리를 잡아 꼬리 부위를 손으로 조금 뜯어내고 지푸라기 같은 것을 꼬리에 집어넣고 날리면 부자연스럽게 날아가다가 땅으로 떨어지는 것을 보면서 좋아했다. 풍뎅이를 잡아 발 부위를 손으로 뜯어내고 모가지를 180도 정도로 비틀어 방바닥에 뒤집어 놓았다. 고통스러운 풍뎅이는 날개를 펼치고 윙윙 소리를 내면서 빙글빙글 방바닥을 오래도록 맴돌다 죽는 것을 보면서 아이들은 자랐다. 매미, 잠자리, 풍뎅이를 가지고 놀다가 지겨워지면 닭장의 닭에게 먹이로 던져주면서 피도 눈물도 없는 잔인함을 경험했다. 이렇게 어린 시절을 보냈지만 성인이 되어 무엇인가를 또는 누군가를 공감할 때 한없이 흐르는 눈물이 있으니 감사할 따름이다. 좁은 의미에서 눈물 배설은 안구를 씻어주는 그래서 눈병을 예방하는 차원에서 이롭지만 슬프거나, 기쁘거나 그리고 공감할 때 눈물 배설을 많이 하게 되면 때가 많이 낀 마음을 후련하게 씻어 주게 되므로 기회가 있을 때마다 눈물 배설을 해야 한다. 사람으로 태어나서 자유롭게 울지도 못하고 살다가 죽으면 너무 억울할 것 같다. 울고 싶을 때 울어야 잡병이 생기지 않는다. 눈 질환 예방 및 치료에는 자신의 눈물이 가장 도움이 된다. 벌침이 무섭게 느껴지는 사람들이 있다. 왠지 너무 무섭다는 생각이 든다고 한다. 필자는 학교에서 맞는 예방주사를 대부분 맞지 않았다. 주사기가 너무나 무서웠기 때문이다. 주사기 공포증이라고 해야겠다. 예방주사를 맞는 날이면 선생님 눈을 몰래 피해 주사를 맞지도 않았는데, 팔뚝에 침을 발라 호호 불면서 예방주사의 공포증으로부터 벗어났었다. 하지만 벌침은 1회에 100여 방을 즐길 때도 있다. 이것이 벌침인 것이다. 벌침을 맞으면서 눈물을 흘리는 것이 아니다. 벌침을 경험하게 되면 스스로 즐기게 된다. 본인이 직접 셀프벌침을 즐기는 이유는 벌침 맛이 좋은 것을 느꼈기 때문이다. 누가 맞으라고 해서 맞는 것이 아니라 본인이 좋아서 즐기는 것이 벌침이다. 누구나 자유롭게 스스로 안전하게 공짜벌침을 머리에서 남녀성기까지 모든 암에서 모든 질병까지 즐길 수 있다.

14

방귀 배설, 이혼, 귀지, 날숨, 공짜벌침, 벌침이야기

눈꺼풀이 제멋대로 떨린다는 30대 후반의 주부에게 공짜벌침을 가르쳐준 적이 있다. 결혼 10년차로 두 아이의 엄마였다. 공짜벌침을 즐기는 벌침 마니아 생활을 취미로 하니 눈꺼풀 떨림 현상이 상당히 개선되었다고 좋아했다. 벌침을 가르쳐준 사부에게 점심식사를 한 끼 대접하겠다고 하여 허락을 했었다. 결혼 10년차인 주부가 이혼을 결심했다고 말하는 것이었다. 나이를 따지면 삼촌뻘 되는 필자에게 결혼생활에 대한 대략적인 이야기를 했는데 특히 스트레스를 많이 받았다고 했다. 스트레스의 가장 큰 원인은 남편의 바람기였다. 필자가 아무리 매정한 사람이라고 해도 자신의 야야기를 들어줄 사람이라 믿고 말하는데 경청하지 않을 수가 없었다.

"제가요, 결혼생활 10년을 하면서 남편과 함께 있는 공간에서 방귀를 소리 내어 뀌지 않았어요. 방귀가 나오려고 하면 자리를 옮겨 뀔 정도로 남편에게 예우를 지키면서 살았습니다."

"그러니까 아내가 결혼생활 10년 동안 남편과 방귀를 트지 않았다는 것이네요. 부부는 일심동체(一心同體)라는 말이 있습니다. 아줌마는 부부가 이심이체(二心二體)로 알고 살아오신 것 같습니다. 일심동체란 몸과 마음이 하나라는 말인데 방귀도 서로 트지 않고 생활했다면 껍데기만 부부인 것이죠. 진정한 부부사이란 배우자의 방귀냄새를 맡고 건강상태를 가늠할 정도는 되어야 된다고 봅니다. 배우자가 변비인지, 지방간인지, 대장상태가 좋지 않은지 등을 판단하여 그원인이 무엇인지를 찾아 개선을 해줄 정도는 되어야 부부사이 아닌가요?"

방귀 같은 것은 인체에 해로운 물질이 몸 밖으로 배설되는 것이다. 따라서 방귀를 억지로 참는 스트레스에 시달리며 산다면 대장암이나 간암 등에 걸리기 십상이다. 방귀가 자주 나온다면 종종 환기를 시키면서 시원하게 뀌며 살아야 좋다. 건강관리는 사소한 것부터 실천하는 것이다. 대장 건강상태가 좋지 않아 방귀를 정말로 자주 뀌던 사내가 생각난다. 좁은 사무실에서 함께 근무를 했을 때 거리낌 없이 방귀를 뀌던 사내였다. 어쩌다 한 번 방귀를 뀌는 것이 아니

라 수시로 빈번하게 뀌었다. 그래서 별명을 '머플러'라고 지었다. 때
로는 머플러가 터졌느냐고 말을 해주었다. 방귀는 생리적인 현상이
므로 남들이 어찌 할 수 없다. 근본대책은 대장 건강을 유지시켜주
어야 한다. 사내는 아침을 간단하게 빵과 우유로 해결하고 있었으며
저녁엔 술자리도 잦은 것 같았다. 머플러 튜닝을 한 자동차가 달릴
때 내는 소음은 사람들을 짜증이 나게 만든다. 하지만 사람들이 뀌
는 방귀소리는 애교스러울 때도 있다. 팍팍한 업무로 인한 긴장감을
덜어주기 때문이다. 그 사내와 같은 사람들의 대장 환경을 개선시키
기 위해서라는 밀가루 성분이 주인 인스턴트 음식을 현미밥 식단으
로 바꾸고 필요한 경우 유산균 캡슐을 복용해야 한다. 물론 공짜벌
침과 물 충분히 마시기도 병행해야 한다. 그러면 사내의 머플러라는
별명은 다른 것으로 바뀔 것이다. 눈곱, 귀지, 개기름, 날숨, 때,
등과 같은 것들은 엄밀히 말하면 우리 몸속에서 불필요한 찌꺼기들
이다. 물론 똥, 오줌, 각질, 방귀 같은 것들도 몸속에 오래 두어서
는 안 되는 불필요한 물질들이다. 배설물이라는 것은 인체가 필요로
해서 섭취를 한 물질에서 유익한 성분들은 사용하고 남은 불필요한
물질이다. 벌침을 즐겨 벌독이 잡균을 태워 죽이고 남은 폐독 찌꺼
기 역시 몸 밖으로 버려야 할 물질인 것이다. 그러므로 배설물은 한
시라도 빨리 몸 밖으로 내보내서 체내에서 나쁜 물질이 분비되는 것
을 막아야 간 건강에 이롭다. 배설물이 체내에서는 불필요한 것이지
만, 배설물이 만들어지지 않으면 죽은 사람과 같으므로 그렇게 나쁘
게만 여겨서는 안 된다. 적당히 규칙적으로 배설물이 만들어지게 하

는 것이 건강관리의 기본이다. 신진대사가 잘 진행되고 있다는 증거가 바로 배설물이기 때문이다. 배설물 중에서 똥과 오줌을 제외한 배설물들은 몸 밖으로 배설시키기가 비교적 쉽다. 똥과 오줌은 나이가 들어감에 따라 대장, 콩팥, 방광, 전립선, 요도 등의 노화로 인하여 배설기능이 저하되므로 몸 밖으로 배설하기가 어려워진다. 늙어서 배울 기술 중에 가장 중요한 것이 바로 똥과 오줌을 배설하는 기술이라는 말도 있다. 틀린 말이 아니다. 배설물을 몸 밖으로 내보내는 것이 음식물을 섭취하는 것만큼이나 중요하다. 그런데 방귀를 참으려고 하다니 참으로 어리석은 일이다. 방귀가 생기면 마음 놓고 지체 없이 뀌는 것이 오래 사는 지름길이다.

15

똥이야기, 대장, 변비, 숙변,
유산균, 유해균, 소화기관

섭취의 즐거움이 배설의 기쁨보다 좋다고 느끼는 사람은 아직 신체 나이가 어린이 수준이다. 하지만 배설의 기쁨이 섭취의 즐거움보다 더 좋다고 느끼는 사람은 진정한 어른 신체를 가진 것이다. 섭취에 무게를 두느냐 배설에 무게를 두느냐로 어른과 어린이를 구분하기도 한다. 나이를 부풀리고 싶은 사람은 아직 어린이이고 나이를 줄여서 말하고 싶은 사람은 어른이라는 말과 일맥상통한다. 어린 시절엔 자신의 건강관리에 신경을 많이 쓰지 않아도 기본적으로 어린이이므로 신체 노화가 많이 진행되지 않았기 때문에 그럭저럭 건강을 유지할 수 있다. 하지만 어른이 되면 신체 노화와 함께 건강에 해로운 음식을 섭취허가나 영양과잉 등으로 건강관리에 별도로 신경을 쓰지 않으면 질병의 공격을 받아 생고생을 하거나 심하면 생명을 잃을 수도 있다. 인간의 신체를 소우주라고 말하기도 한다. 미시적으로 신체를 분석해보면 신체가 소우주라는 말이 그다지 틀린 말이 아니다. 신체 어느 곳 하나 중요하지 않은 부위가 없다. 신체의 건강상태를 확인하는데 똥이야기를 빼놓을 수 없다. 앞서 언급한 것처럼 인간이 음식을 섭취하는 것만큼이나 중요한 것이 똥 배설이다. 왕조시대엔 왕의 똥 색깔, 냄새, 모양 등을 관찰하면서 식생활에 고민을 했었다. 똥은 똥다워야 한다. 음식을 섭취하고 소화기관에서 필요한 영양소를 흡수하고 남은 찌꺼기가 똥이다. 소화흡수가 완성되었다면 빨리 몸 밖으로 똥을 배설해야 한다. 그렇지 않으면 찌꺼기가 대장에서 부패되거나 유해균에 의해 분해되면서 인체에 불필요한 유해한 물질이 발생하여 대장의 안정된 조건을 흔들어 버린다. 유해한 독소들이 대장에서 흡수되기도 하면서 간 기능에 상당한 부담을 주고 나아가서 혈액에 불순물이 섞여 온몸으로 퍼져 각종 질병을 유발하게 한다. 모든 배설이 중요하지만 똥 배설은 더 없이 중요하다. 똥 배설을 원활하게 하기 위해 비데를 사용하거나 변비약을 복용하며, 관장을 시키기도 한다. 똥 배설이 시원치 않고 변비를 심하게 가지고 있다면 대장암, 치질, 과민성대장증후군 등에 걸려 많은 고생을 하는 경우가 있다. 똥 배설을 잘 하기 위해서는 음식을 섭취하는 단계부터 유의해야 한다. 먼저 대장환경을 정상적 상태로 균형 있게 유지시키기 위한 노력이 필요하다. 40대 초반의 주부를 만났었다. 대장용종 제거 수술을 했고 공짜벌침을 가르쳐 달라며 필자를 만났었다. 벌침을 가르쳐주면서 변비에 대한 이야기를 했다.

"제가요, 나이가 40살이 넘으면서 똥 모양이 염소똥과 비슷하게 바뀌었고 방귀가 잦았고 변비가 생겼습니다. 그래서 대장내시경 검사를 해보니 대장용종이 발견되었고 용종 제거수술을 받았습니다. 요리에 취미가 없다보니 밀가루 음식과 인스턴트식품을 선호했으며 종종 음주도 했습니다."

"똥 모양이 염소똥 모양이면 일단 대장환경이 그다지 좋지 않다는 증거입니다. 대장환경 개선을 위해 공짜벌침을 즐기고 물을 충분히 마시면서 현미밥으로 식단을 바꾸고 유산균을 복용해 보시기 바랍니다. 그러면 황금색 똥을 눌 수 있을 것입니다."

공짜벌침을 즐기면 대장에 있는 유해균들의 활동을 억제할 수 있다. 하지만 벌침을 과하게 맞으면 유해균뿐만 아니라 유산균도 함께 줄어들 수 있으므로 벌침 마니아 생활을 할 때면 유산균 증식에 이로운 섭취를 하려고 노력해야 한다. 가령 대장에 유해균과 유산균이 각각 1억 마리 정도 존재한다고 가정하고, 벌침을 맞아서 유해균과 유산균이 각각 20% 정도 죽었다고 하면, 각각 8,000만 정도가 남아 있을 것이다. 대장의 환경은 크게 변동이 없지만 이때 유산균을 복용하여 유산균 수를 5000만 마리 정도 늘려준다면 대장의 환경은 유해균 8,000만 마리 유산균 1억 3000만 마리가 되어 유산균의 세력이 유해균보다 월등하게 우세하게 되어 대장활동이 활발하게 되므로 변비나 숙변 등이 사라지게 된다. 이런 이유로 대장에 좋은 현미밥을 먹고 물을 충분히 마시고 음주와 흡연을 줄이고 밀가루 음식이나 인스턴트식품을 줄여서 먹는 생활습관을 가져야 한다. 그러면 염소똥 모양의 똥을 누지 않게 되며 매일 시원하게 똥 배설의 즐거움을 누릴 수 있다. 초보자가 벌침을 처음 맞을 때 종종 대장이 아프다고 하는 경우가 있다. 주로 변비가 심한 사람이나 숙변이 대장에 많은 사람들 중에 많다. 대장의 연동운동이 원활하지 않다가 벌독이 주입되니 기혈이 흐르면서 대장의 유해균과 유산균을 자극하여 대장 연동운동이 이루어지고 숙변이 대장에서 밀려 나오려고 할 때 통증을 느끼는 것이다. '난쟁이 똥자루'라는 말이 있다. 키가 작은 사람을 빗대어 그렇게 표현하는 속말이다. 딱딱한 숙변 덩어리 길이를 표현하는 말이다. 벌침을 처음 맞고 변기에 똥이 가득 찰 정도로 똥을 누었다는 사람이 많이 있다. 막혔던 기혈이 뚫렸기 때문에 대장 연동운동이 이루어져서 숙변 덩어리들이 다 밀려 나온 것이다. 그러다보니 지긋지긋하게 변비를 경험한 이들이 대장기능을 빨리 정상화시키려고 벌침을 과하게 맞으려는 경향을 가지고 있다. 하지만 앞서 언급한 것처럼 벌독을 과하게 맞으면 대장의 유해균과 유산균을 동시에 죽일 수 있으므로, 반드시 대장의 유산균 증식을 위한 식단 변화나 유산균 복용을 병행하면서 벌침 마니아 생활을 해야 한다. 벌침을 맞던 맞지 않던 대장의 환경을 정상적으로 유지하기 위해서 즉 염소똥 모양의 똥을 누거나 설사를 하는 증상이 나타나면 즉시 유산균 증식에 이로운 식단변화를 꾀하고 유산균 복용을 적극적으로 해야 한다. 대장환경이 정상적으로 변화되면 염소똥 모양의 검은색 똥이 부드럽고 기다란 황금색 똥으로 배설되는 것을 확인할 수 있다. 그러면 똥 배설의 기쁨을 맛보게 된다. 똥과 관련된 우스갯소리가 있다. 옛날에 한 선비가 살았는데 그 선비의 친구가 과거 급제를 하여 높은 벼슬자리를 얻었다. 이에 선비는 친구에게 자신의 조카를 공직에 추천해 달라고 부탁을 했다. 선비의 친구는 부탁(인사청탁)을 거절할 수 없어 친구와 약속을 하고 아침 일찍 마을입구에서 조카를 만나 한양으로 향했다. 얼마 지나지 않아 소개 받은 조카가 똥이 마렵다고 하여 잠시 쉬어 가자고 했다. 친구 조카가 똥을 누러 숲속으로 간 사이 친구는 줄행랑을 쳤다고 한다. 왜냐하면 똥 누는 것 하나 관리 하지 못하는 사람이 공직에 나가면 일을 완벽하게 할 수 없다는 판단에서 줄행랑을 쳤다는 것이다. 중요한 길을 떠나려면 아침에 일찍 일어나서 똥을 누고, 세면을 하고, 밥을 먹는 먼 길 여행 채비를 제대로 하지 못하는 그 조카는 공직자가 될 기본자세가 결여된 것으로 인식된 것이다. 결국 조카는 똥 누는 것 하나 관리 못해서 평생의 꿈이던 공직자의 길을 갈 수 없게 되었다.

16

계통치료, 오줌이야기, 남녀성기벌침,
배뇨장애, 원인적 치료, 전립선비대증,
전립선암, 전립선염, 다이어트

복싱선수들이 종종 계체량 통과를 위해 뜨거운 열탕에 들어가 앉아 목욕탕 바닥으로 침을 계속 뱉는 것을 보았다. 침 한 방울이라도 더 배출을 시켜 체중관리를 하려는 고육지책이다. 침 한 방울의 무게가 얼마나 된다고 그런 행동을 하는 것일까? 라고 의문을 가졌지만 계체량 통과를 위해 티끌 모아 태산이라는 말과 같이 침 뱉는 시간을 오래도록 하면 그 무게를 무시할 수 없다. 침은 체중을 줄이는 용도로 쓰이는 것이 아님에도 불구하고 지푸라기라도 잡는 심정으로 수단과 방법을 가리지 않고 계체량을 통과해야 하니 어쩔 수 없다는 생각이 들었다. 이와 같은 열정이 자신의 무병장수를 위한 건강관리 의지라면 좋겠다는 생각을 해봤다. 땀으로 인하여 허리둘레가 가늘어져 바지가 헐렁하게 되었던 기억이 있다. 아주 무더운 그래서 누구나 흐느적거릴 수밖에 없는 기후의 남인도에서 그런 경험을 했다. 오래 전의 일이니 당시만 해도 인도는 전력 사정이 충분치 않아 심심하면 전기가 나가서 에어컨이 작동되지 않았다. 온몸에 땀이 비가 내리듯이 흘러내렸다. 사무실 밖 온도는 더 높고 뜨거웠다. 뜨거운 몸을 식히기 위해 체내의 수분이 냉각수 역할을 하는 것이라고 생각했다. 거래처를 방문하기 위해 거리를 돌아다닐 때 손에는 커다란 생수(미네랄워터) 한 병이 늘 들려져 있었다. 낮 시간에는 오줌이 마렵지 않았다. 저녁 무렵에 억지로라도 화장실에 가서 오줌을 누면 요구르트 한 병 정도의 아주 진한 노란색 오줌이 나왔다. 오줌으로 배설될 수분이 신체의 냉각수 역할을 하기 위해 먼저 땀으로 배설이 되었기 때문이다. 3주 정도 지나자 허리띠를 재조정해야 했다. 허리춤에 주먹 2개가 들어갈 정도의 공간이 생겼으므로 바지를 입은 옷매무새가 말이 아니었다. 땀에 젖었던 옷 부위에 흰색의 얼룩이 만들어지기도 했다. 땀을 흘릴 때 체내의 소금성분이 함께 배출된 흔적이었다.

"선생님, 제가 벌침 마니아 생활과 헛개나무 제대로 달여 마시기를 병행하니 아내에게 미안한 마음이 사라졌습니다. 화장실 변기에서 나는 찌렁내가 사라졌기 때문입니다. 오줌이 늘 끈적거리는 느낌이 들었고 그런 오줌이 묻은 변기에서 하루만 청소를 하지 않아도

찌렁내가 진동했는데, 요즈음은 일주일 정도 청소를 하지 않았는데
도 불구하고 오줌 찌렁내가 나지 않고 오줌의 점도(viscosity)도 상당
히 낮아져서 변기에 묻은 오줌이 금방 물로 씻겨 내려가는 느낌입니
다. 그리고 오줌을 누고 변기를 살펴보면 오줌 색깔이 아주 옅은 노
란색 물처럼 보입니다. 부부가 함께 사용하는 화장실에서 저 때문
에 찌렁내가 심하게 나서 상당한 스트레스를 받았고 그로 인해 아내
에게 미안한 마음이 있었는데 이제는 자신 있게 화장실을 드나들 수
있습니다."

"그렇습니다. 오줌에서 찌렁내가 심하게 나는 경우는 아마도 단백
뇨일 가능성이 높습니다. 벌침 마니아 생활과 헛개나무 제대로 달여
마시기를 병행하시면서 그것이 개선된 것 같습니다. 고속도로 휴게
소 같은 곳에 있는 공용화장실에 들어가서 오줌을 눌 때 화장실 청
소하는 사람이 수시로 청소를 하지만, 상당한 찌렁내가 나는 것을
알 수 있습니다. 전립선비대증, 전립선염, 전립선암, 단백뇨, 당뇨
병, 요도염, 방광염 등의 질병을 가진 사람들이 소변기에 오줌을 누
기 때문에 그럴 것입니다. 오줌발이 약해서 또는 왜소 음경으로 인
하여 오줌을 소변기에 정확하게 누지 못하고 눈물을 흘리듯이 화장
실 바닥에 흘리는 사람들이 있습니다. 화장실 바닥에 떨어진 끈적거
리는 느낌의 오줌에서 찌렁내가 나서 화장실이 불결하다는 느낌이
들기도 합니다. 물론 여성들은 소변을 앉아서 변기에 누므로 오줌을
화장실 바닥에 흘릴 일이 거의 없으므로, 여성 화장실에서는 찌렁내
가 덜 날 것입니다. 남성들의 생식기 구조가 여성과 달라서 전립선

에 이상이 있는 사람들이 많이 있습니다. 우리나라 60대 이상의 남성들은 50%이상이 전립선비대증이라는 통계도 있습니다. 오죽했으면 화장실 소변기 위의 벽에 '남자가 흘리지 말아야 할 것은 눈물만이 아니다.' 라는 문구를 써 놓았겠습니까? 그러므로 남성들은 소변기에 오줌을 눌 때는 반드시 가까이 다가가서 누는 습관을 지녀야 공중화장실의 찌렁내를 줄일 수 있습니다. 오줌이 떨어진 화장실 바닥을 밟고 소변기에 다가갈 때 신발 바닥에 끈적거리는 오줌이 묻어서 찝찝한 생각이 들 것입니다. 그런 상태로 자동차를 타니 차안에서도 종종 찌렁내가 나게 되겠지요. 전립선에 이상이 있어 오줌발이 약해서 소변기에 오줌을 정확하게 누지 못하는 사람이라면 차라리 좌변기를 사용하는 것이 타인에 대한 배려라고 봅니다. 소변기 앞에 가서 지퍼를 내리고 오줌을 눌 때 오줌이 한참 후에 나오는 사람들은 전립선 건강을 확인해야 할 것입니다. 전립선비대증, 전립선염, 전립선암 등이 의심되기 때문입니다. 오줌발이 약해서 좌변기에 앉아 오줌을 누기 싫다면 성기벌침을 즐기시기 바랍니다. 그러면 오줌발이 세져서 소변기에 오줌을 흘리지 않고 눌 수 있을 것입니다."

"아무튼 오줌을 시원하게 배설할 수 있는 것이 큰 행복이라는 사실을 깨달았습니다. 성기벌침과 헛개나무 제대로 달여 마시기를 병행하면서 중년 이후의 행복을 맛보게 된 것입니다. 늙으면 모두 배뇨장애가 있는 것으로 위로하면서 살았는데 성기벌침과 헛개나무 제대로 달여 마시기를 즐기고부터 배뇨장애는 다스릴 수 있는 질병이라는 것을 알게 되어 정말로 감사를 드립니다."

"오줌을 시원하게 못 누게 되는 원인 중에 변비도 있습니다. 대장에 숙변 덩어리(똥자루)가 배설되지 않고 머물러 있으면 전립선을 압박하게 되고 그로 인해 전립선 기능이 제대로 작동될 수 없을 것입니다. 방광을 물탱크라고 가정하면 전립선은 수도꼭지 역할을 하는 것인데, 수도꼭지가 원활하게 작동되지 않으면 물을 탱크 밖으로 흘려보낼 수 없는 이치와 같은 것입니다. 여기서 중요한 사실을 우리는 알아야 합니다. 배뇨장애가 있을 때 여러 가지 원인이 있겠지만, 그 중의 하나는 변비가 원천적인 원인이 될 수 있습니다. 변비로 인하여 전립선이 압박을 받고 그러면 전립선에 혈액순환이 활발하게 되지 않아 전립선비대증, 전립선염, 전립선암 등이 나타날 수 있습니다. 여성들이라면 전립선은 없으나 변비로 인해 방광이나 요도가 압박을 받게 되어 방광염, 요도염, 요실금 등으로 배뇨장애가 생길 수 있습니다. 그러므로 변비와 배뇨장애는 상관관계가 있으며, 변비의 원인을 제거하려면 음식 섭취부터 대장환경 개선까지 고려해야 배뇨장애를 극복할 수 있습니다. 건강 문제의 해결은 계통치료가 기본이라고 믿고 있습니다. 신체의 모든 작용은 상호작용을 한다는 것입니다. 오줌과 변비, 변비와 섭취, 똥과 대장환경, 단백뇨와 과일섭취, 탈모와 지방간, 지방간과 흰 쌀밥, 침과 씹는 요령, 성기벌침과 오줌발 약함, 발기부전과 당뇨병, 고혈압과 공짜벌침, 식도염과 생활습관 등등 모든 건강 문제는 상관관계를 가지고 있으므로 계통치료를 고려치 않으면 돈과 시간만 축내다가 건강은 무너질 것입니다."

"계통치료라는 말씀을 들으니 사람들이 질병으로 생고생하는 이유를 어느 정도 이해할 수 있습니다. 오줌에서 찌렁내가 나면 두통이 올 수도 있고, 대장암이 발병할 수도 있고, 탈모가 생길 수도 있으며 간암이 생길 수도 있다고 생각하는 것이 계통치료라고 믿어도 되겠습니까? 선생님!"

"제가 원인적 치료, 계통치료, 시스템적 치료 등의 용어를 사용하는 것은 사람들이 질병의 예방 및 치료를 위해 건강관리를 할 때 반드시 종합적인, 물리적인, 화학적인 고려를 하라는 것입니다. 까진 데만 보고 판단을 해서는 질병으로부터 벗어나기가 매우 어렵기 때문입니다."

집안의 화장실 변기에서 나는 찌렁내 때문에 상당한 스트레스를 받았던 중년 남성과 대화를 나누었다. 사람들이 자신의 건강 문제가 발생한 요인을 전부 알 수는 없다. 그러므로 평소에 공짜벌침과 헛개나무 제대로 달여 마시기를 병행하여 즐기면서, 섭취와 배설에 신경을 쓰고, 생활습관을 개선하려는 노력을 기울이는 것이 가장 좋은 건강관리 방법이다.

17

사정이야기, 정통안전남녀성기벌침, 조루증, 불감증, 지루증, 발기부전, 성기보정

　너무 빨라도 너무 늦어도 안 되는 것이 사정이다. 사정을 너무 빨리 하는 것이 조루증이며 너무 늦게 하는 것이 지루증이다. 빠르고 늦은 기준은 여러 사람들과 비교했을 적에 평균 시간을 기준해서 상당한 시간차가 있을 경우를 말한다. 여러 가지 요인으로 남성이 조루증이나 지루증에 걸려 기죽어 사는 경우가 많이 있다. 특히 조루증에 걸린 사람들이 심적인 고통을 많이 겪는다고 한다. 물론 지루증에 걸린 사람도 스트레스를 받기는 마찬가지라고 한다. 조루증이나 지루증에 걸린 사람들이 배우자와 균형 잡힌 부부관계를 하지 못해서 받는 심적 고통은 경험해보지 않은 사람들은 절대로 이해할 수 없다는 말도 있다. 차라리 발기부전에 걸린 사람이 더 부럽다고 말하는 이도 보았다. 하지만 이런 사람들도 《벌침이야기》 교본 책 속에만 있는 정통안전남녀성기벌침을 즐기는 요령대로 따라 하면 상당한 효과를 본인이 느낄 수 있다.

"따르릉."

"벌침이야기 저자 선생님이신가요?"

"그렇습니다. 제가 벌침이야기 교본 책 저자입니다. 어디에 사는 누구신지요?"

"예, 저는 대전에 살고 있는 ㅌㅌ입니다. 4개월 전에 선생님이 저술하신 《벌침이야기》 교본 책을 접하고 절차대로 벌침 마니아가 되었습니다. 선생님께 고맙다는 인사말을 전할 겸 궁금한 점이 있어 전화를 드렸습니다."

"그러셨군요. 궁금한 점이 무엇인지요?"

"먼저 저의 경험담을 선생님께 말씀드리겠습니다. 성기벌침을 즐긴 지가 3개월 정도 되어 갑니다. 전에는 부부관계를 할 때 5분을 넘기기가 힘들었습니다. 성기벌침을 즐기고부터는 18분 이상 되었습니다. 어떤 날은 출근시간 전에 부부관계를 하기도 했는데, 예전 생각만 해서 시간이 길어진 것도 모르고 지각을 하기도 했습니다. 정말로 감사를 드립니다. 다른 세상이 있다는 것을 모르고 살았으니까요. 집사람도 만족하고 있고요. 성기벌침을 꾸준히 즐겼을 적에 별다른 문제점은 없는지요? 앞으로 죽을 때까지 즐기고 싶어서 그렇습니다."

"감사의 말씀 고맙습니다. 먼저 성기벌침을 죽을 때까지 즐겨도 문제는 없다고 사료됩니다.《벌침이야기》교본 책을 통해 절차대로 즐기시면 말입니다. 다만 왜소 음경확대나 자연산 성기보정을 목적으로 욕심을 부리고 과하게 무작정 즐기지 않아야 합니다. 세상일 뭐든지 과유불급이 아니겠습니까? 그리고 너무 자주 성기벌침을 즐기지 말고 충분한 인터벌을 유지하면서 즐기셔야 합니다. 사람에 따라 어느 정도 산포는 있지만 인터벌을 일주일, 10일, 15일, 20일, 1개월, 2개월 등의 인터벌로 본인의 취향에 맞게 정하여 1회에 적당한 마릿수(10~18방)로 즐긴다면 아주 좋은 효능을 경험할 수 있습니다. 그러면서《헛개나무이야기와 정통벌침봉침4-간이 배 밖으로 나오다》교본 책을 참고하여 헛개나무 제대로 달여 마시기를 병행하시기 바랍니다. 간이나 콩팥에 낀 폐독 찌꺼기를 배출하며 즐겨야 하니까요."

"선생님 말씀을 무조건 따르겠습니다. 저자 선생님과 처음 통화를 했을 때 단호한 어조로 독재벌침이라는 말씀을 하시는 것을 들었습니다. 그러니까 무조건《벌침이야기》교본 책에 있는 글자 그대로 따라야 한다고 말씀을 했습니다. 이제 그 이유를 알 것 같습니다. 저자 선생님은 벌침에 대한 많은 임상경험을 실전을 통하여 습득을 하셨기 때문입니다. 그리고 전국의 많은 독자들로부터 벌침에 대한 임상결과를 접했다고 믿기 때문입니다."

"그렇습니다. 벌침은《벌침이야기》교본 책이 출간된 이후로 새로운 역사가 시작되었습니다. 흉내만 내던 벌침을 누구나 자유롭게 안전하게 즐길 수 있는 세상으로 바꾼 것입니다. 벌침은 실전 경험이 없이는 그 어떤 이론도 정립할 수 없었습니다. 제가 벌침을 무조건 시키는 대로 하라고 독자들에게 독재성 발언을 하는 이유는 시간과 돈 낭비를 없애고 낭패 피해를 당하지 말라는 심정으로 그렇게 말하는 것입니다."

"선생님 말씀 충분히 공감합니다. 궁금증이 있을 때 종종 저자 선생님께 전화를 걸어도 되는지요?"

"물론입니다. 제 전화번호는《벌침이야기》교본 책 속에 공개되어 있으니까요. 이메일 주소도 함께 공개되어 있습니다. 전화번호와 이메일 주소를 함께 공개한 이유는 독자들이 언제든지 벌침관련 궁금증이 있다면 그 궁금증을 쉽게 풀고 가자는 의미랍니다. 성기벌침은 정통으로 제대로 즐기는 것입니다. 절대로 사이비 선무당 벌침이 통하지 않으니까요."

"아무튼 선생님 고맙습니다."대전에 사시는 40대 남성이《벌침이야기》교본 책을 통해 성기벌침을 접하고 조루증 개선이 되었다고 좋아하며 필자에게 전화를 건 것이었다. 이와 반대로 사정을 너무 늦게 하는 지루증 남성과 전화 통화를 한 기억이 난다.

"따르릉."

"벌침이야기 저자 선생님이시죠?"

"그렇습니다."

"저는 진주에 사는 ㅌㅌ이라는 42살 유부남입니다. 벌침 관련하여 궁금한 것이 있어서 저자 선생님께 직접 문의를 좀 하려고 합니다."

"말씀해 보시기 바랍니다."

"저는 부부생활을 하면서 사정 시간이 오래 걸리는 지루증 증세가 있습니다. 40분 이상이 걸리며 술을 마신 상태에서는 2시간 정도 걸리기도 합니다. 때로는 사정에 도달하지 못하고 발기력이 떨어지기도 합니다. 《벌침이야기》교본 책대로 성기벌침을 절차대로 즐기면 이런 증세도 개선이 되는지요?"

"네, 가능하다고 사료됩니다. 하지만 지루증에 대한 원인이 있을 것입니다. 젊었을 적에는 사정에 도달하는 시간이 빠른 것이 정상적입니다. 그렇지만 자신이 조루증 증세가 있다고 믿고 상대방에게 약점(?)을 잡히지 않기 위해 성관계를 가질 때 심적으로 사정 도달시간을 무한정 늦추려는 마음 훈련을 반복할 경우 지루증에 걸릴 수 있다는 말이 있습니다. 제가 이 말씀을 드리는 이유는 성관계를 할 때는 절대로 다른 생각을 하지 말고 성관계에만 몰입하려는 마음자세가 필요하기 때문입니다. 그러면서 정통성기벌침을 제대로 즐겨보시기 바랍니다. 본인이 직접 만족감을 느끼실 것입니다. 많은 사람들이 성기벌침을 즐기는 이유는 본인이 그 효능을 느끼기 때문이랍니다. 성기벌침은 누가 즐기라고 해서 즐기는 것이 아니라 본인이 만족감을 느끼기 때문에 스스로 즐기는 것이랍니다."

"네, 그렇게 하겠습니다. 선생님 고맙습니다."

지루증 증세가 있는 남성과 전화통화를 하면서 젊은 시절 성관계 시간을 늦추려는 강박관념에 시달렸던 사람이라면 '맛있는 섹스'를 하기 위해서 반드시 섹스를 할 때는 섹스에만 몰입해야 한다고 말해주었다. 왜소 콤플렉스를 지닌 남성이 성관계를 할 때 상대방을 만족시키기 위해 심각한 강박관념으로 사정에 도달하는 시간을 늦추려고 엉뚱한 잡무를 생각하고, 밀린 외상값을 떠올리기도 하고, 의리 없는 친구를 생각하는 습관을 지니게 되어 지루증에 걸린 경우도 있다고 한다. 지루증 증세를 가진 사람에게 정말로 성기벌침을 추천해주고 싶다. 하지만 하고 안 하고 법칙을 이해한 사람에게만 권하고 싶다. 개그프로그램에서 유행했던 '느낌 아니까!'라는 말이 목구멍에서 나오려고 한다. 조루증, 지루증, 왜소 콤플렉스, 발기부전, 정력감퇴, 불감증 등의 고통을 지닌 사람들을 만날 때면 성기벌침을 즐기라고 권하면서 말이다.

18

과일이야기, 채소, 망고, 당뇨병, 호텔 서비스, 앵배추, 토마토

독방을 쓰는 행운을 얻었다. 동료들은 2인 1조로 특급호텔방을 배정받았지만 필자는 2명 1조가 인원구성상 불가능하여 2인 1실용 특급호텔방을 홀로 사용할 수 있는 행운을 얻은 것이었다. 필자는 홀로 방을 사용하는 것이 좋다는 믿음을 가지고 살고 있다. 왜냐하면 타인과 함께 사용하면 프라이버시를 보호 받을 수 없다고 생각하기 때문이다. 오래 전에 비즈니스를 위해 남인도에서의 호텔방 생활을 했던 때이다. 객실을 여러 개 잡아 장기 투숙해야 했으므로 호텔에서는 우리들을 VIP 고객으로 대접했다. 매일 저녁 과일바구니가 객실에 준비되어 있었다. 열대지방 특유의 단맛을 가진 과일들이 종류

별로 바구니에 담겨 있었으며, 과도와 접시도 친절하게 함께 비치되어 있었다. 과일바구니는 2인 1실 기준으로 준비되었으므로 필자는 혼자서 2인분 과일바구니를 즐기는 호사를 누리게 되었다. 몇 달 동안 그런 과일바구니 서비스를 받았다. 잘 익은 망고 맛이 끝내준다는 느낌이 들어 그야말로 원 없이 열대과일 맛을 즐겼다. 누렇게 익은 말랑말랑한 망고는 굳이 과도로 껍질을 벗기지 않더라도 손으로 껍질을 벗겨 먹을 수 있었다. 진하게 익은 망고 맛이었다. 비닐하우스에서 재배한 것도 아니고, 겨울철에 화석연료의 에너지로 키운 것도 아니었다. 이글거리는 태양 에너지의 힘만으로 키워진 자연산에 가까운 과일들이라서 맛이 너무 좋았기 때문에 아낌없이 즐겼다. 그곳 시골 풍경 역시 망고 밭 앞에 풀잎 등으로 햇볕을 가리는 정도의 원두막을 마련하고 망고를 팔기도 했지만, 매일 저녁 호텔에서 선물하는 과일바구니 덕분에 필자 스스로 사서 먹는 수고는 없었다. 하지만 필자는 그런 호텔 서비스 덕분에 곤란한 일을 당했다. 귀국하여 혈당을 체크해보니 상당히 높은 수준으로 나타났다. 물론 혈당측정기가 고장이 났다고 믿으려고 했지만 동일한 혈당측정기로 다른 사람을 측정한 결과 고장이 난 것이 아니라는 것을 알 수 있었다. 그런 일을 경험한 후 필자는 과일이나 당분이 함유된 음식과 음료를 섭취할 때 신중하게 생각하는 습관이 생겼다. 어린 시절 시골에서 사람들이 조청이나 엿을 만들어 먹었던 기억이 있다. 옥수수엿, 고구마엿, 호박엿, 쌀엿 등등 여러 가지 재료를 이용하여 엿이나 조청을 만들어 먹었다. 그러니까 대부분의 곡물 등에는 당분이 많이 함유되어 있다는 사실이다. 필자가 군복무를 할 때 전방에서는 아침을 햄버거로 대신했었다. 매주 일요일 아침은 라면을 먹었고 일요일이 아닌 아침메뉴는 햄버거 빵에 딸기잼, 삶은 달걀, 쏘시지, 토마토케첩 등을 곁들여 먹었다. 역시 딸기잼의 달콤함에 반하여 당분을 많이 섭취했었다. 딸기, 배, 사과, 수박, 참외, 대추, 포도 등의 상품의 질을 따질 때 당도측정기로 당도를 확인하고 있다. 당도가 높은 것일수록 상품가치가 높아지며 비싼 대접을 받고 있다. 필자는 과일을 고를 때 일부러 단맛이 덜한 과일을 찾으려고 한다. 늘 과하게 섭취하는 당분을 조금이라도 줄여보자는 계산에서 그렇게 한다. 과일을 섭취할 때 당도보다 더욱 중요하게 생각해야 할 것이 있다. 바로 과일 섭취량이다. 아무리 당도가 낮은 과일이라도 섭취량이 많아지게 되면 절대적으로 하루 당분 섭취량을 초과하게 된다. 그럴 경우 과잉 섭취된 당분 때문에 여러 가지 질병이 유발할 가능성이 높아지게 된다. 필자는 과일을 좋아하고 있다. 인체에 필요한 무기질이나 비타민, 수분, 기타 영양소를 지니고 있기 때문이다. 과일 때문에 필자에게 혈당이 높게 나타난 것을 알고부터는 일일 과일 섭취량을 나름대로 정하여 섭취하려 노력하며 살고 있다. 다른 곡물 섭취량도 당분을 포함하고 있으므로 적당량을 초과하지 않으려고 한다. 사과 같은 과일은 반쪽(작은 것은 하나), 포도는 10알(건강관리를 생각하지 않을 때 1~2송이를 한꺼번에 먹기도 했음), 딸기는 5개 정도(건강관리를 생각하지 않을 때 20 정도 배가 부를 때까지 먹기도 했음), 살구 2개, 참외 반쪽, 수박 작게 썬 것 2조각 정도 등등 미주알고주알 따지면서 하루 과일 섭취량을 나름대로 정해서 과잉 섭취하지 않으려고 발버둥을 친다. 물론 맛없는 과일(당도가 낮은 것)을 찾는 노력도 병행하면서 과일 섭취량을 적당량으로 한정하려고 한다. 살기 위해서 어쩔 수 없다. 입이 조금 덜 즐거우면 되므로 나름대로의 과일 섭취량을 신경 쓰는 것이 불편하지만은 않다. 과일이 몸에 좋다는 말만 세상에 떠돌고 있지, 얼마나 섭취해야 좋은 것인지에 대한 대략적인 기준이라도 있었으면 하는 바람이다. 역시 과유불급의 법칙이 필요한 것이 과일 섭취량이다. 과유불급의 법칙을 이해했으면 하고 안 하고 법칙을 적용하여 실천해야 건강하게 무병장수할 수 있다. 과일이 먹고 싶을 때 양배추, 무, 오이, 토마토, 콜라비, 당근 같은 채소를 먹는 것도 나쁘지 않다.

19

균형이야기, 평화, 전쟁,
건강은 균형이다

　힘의 균형이 무너지면 전쟁이 일어나고 전쟁이 일어나면 많은 사람들이 고통을 당한다. 우주의 모든 것은 힘의 균형이 있으므로 존재한다는 사실이다. 쉬운 말로 균형으로 질서가 유지 되고 있는 것이다. 건강 문제도 균형이 무너질 때 발생한다. 인간은 영양소 균형이 무너질 때, 체력의 균형이 무너질 때, 정신적인 균형이 무너질 때 급격히 건강 문제가 발생한다. 미인을 자세히 관찰해보면 결국 균형이 잘 잡힌 몸매나 얼굴의 눈, 코, 입이 얼마나 균형 있게 배치되어 있는지에 따라 미인으로 대접 받기도 하고 그렇지 않을 수도 있다. 눈이 참으로 예쁜데, 코가 정말로 예쁜데, 입, 이마, 눈썹,

볼, 턱, 귀 등이 정말로 개별적으로는 예쁘게 생겼는데 그것들의 배치된 상태가 균형 잡히지 않으면 미인이 될 수 없다. 하지만 개별적으로 예쁘지 않지만 균형이 잡히게 얼굴에 배치되어 있으면 미인이라는 말을 들을 수 있다. 음식물을 섭취할 때도 마찬가지이다. 각각의 영양소는 아주 좋지만 균형 잡히지 않은 식단으로 섭취를 한다면 건강 문제가 발생할 수 있다. 따라서 균형 식단을 유지하는 것이 매우 중요하다. 물 마시기 운동을 할 때도 적당히 체내 소금성분의 균형이 무너지지 않게 신경을 쓰면서 해야 한다. 채식을 할 때도 단백질 섭취가 균형을 잃지 않게 육식이나 식물성 단백질 섭취를 의도적으로 해야 균형이 무너지지 않는다. 벌침을 즐길 때도 대장의 유해균과 유산균이 균형을 잃지 않게 하기 위해 유산균 증식에 이로운 음식을 섭취하는 노력을 하면서, 직접 유산균 섭취를 하는 방법도 생각하거나 실행하면서 즐기는 것이다. 물론 간이나 콩팥에 낄 수도 있는 폐독 처리를 위해 헛개나무 제대로 달여 마시기를 병행해야 좋다. 균형 잡힌 소비생활, 균형 있는 휴식과 노동, 균형 있는 운동 등 실제 우리들이 겪는 모든 것들은 균형을 잃지 않아야 한다. 균형을 잃으면 패자가 된다. 건강관리도 균형을 잃지 않으려는 자세만 되어 있으면 된다. 수입과 지출이 균형을 잃으면 부도가 난다. 사우나에서 땀 빼는 것을 좋아하는 사람 중에 잇몸이 붓는 경우가 있다. 땀을 흘릴 때 신체의 영양분도 함께 배출이 되어 면역력이 일시적으로 약해진 결과이다. 때로는 등산을 과하게 해서 땀을 너무 많이 흘려 역시 잇몸이 붓는 사람도 있다. 모두 균형을 잃은 과도함이 잇몸을 붓게 한 것이다. 균형 잡힌 몸매를 가진 중년들이 드물게 보인다. 똥배가 나온 중년, 머리가 과하게 빠진 중년, 발기부전이 찾아온 중년, 불감증인 중년, 질건조증이 있는 중년, 관절염과 디스크가 있는 중년 등등 균형을 잃어 발생하는 질병을 지닌 중년들이 대부분이다. 평소에 균형을 잡고 살려는 노력을 충분히 하지 않은 사람들이다. 어떤 약초가 몸에 좋다면 무작정 먹다가 과유불급의 법을 어겨 생고생을 하는 사람들이 많이 있다. 자신의 체질과 맞추어 균형 있게 복용해야 함에도 불구하고 무조건 건강에 좋다면 섭취를 하여 낭패를 당하는 사람들이다. 균형 있게 사는 것이 쉬워 보이지만 어지간한 의지가 없으면 행하기 어렵다. 자신의 연봉이 5천만 원 수준인데 50억 원 수준의 사람을 따라 가려면 마음의 균형이 무너져 항상 스트레스에 시달린다. 그러면 스트레스로 인하여 면역력이 저하되어 각종 질병들의 공격을 막아내지 못해 고생을 하게 된다. 이와 같이 균형 잡힌 삶을 살려면 마음부터 균형을 잡아야 한다. 욕심, 과대망상 등을 버려야 한다. 만병의 근원인 균형을 잃게 만드는 것이기 때문이다. 술을 마실 때도 적당한 안주를 충분히 섭취하면서 균형을 잡아야 한다. 술만 계속 마시면 간을 손상시켜 건강을 잃게 된다. 균형은 모든 일상생활에서 가장 필수적인 것이다. 균형을 잃으면 이웃과 다툼을 하게 되고 부부싸움이 잦아들고 자식들과 갈등만 증폭된다. 벌침도 반드시 균형 있게 접해야 한다. 자신의 신체가 벌독에 균형을 잡게 하기 위한 것이《벌침이야기》교본 책 속의 신체 벌침 적응 훈련과 남녀성기벌침 적응 훈련이다. 자신의 신체를 서서히 벌독에 적응을 시켜 균형 잡힌 벌침을 자유롭게 스스로 즐길 수 있어야 한다. 초보자는 함부로 과하게(균형 잃고) 벌침을 맞으면 사망을 하거나 낭패를 당하여 생고생을 하게 된다. 그러므로 벌침은 처음도 절차이고 끝도 절차라고 말하는 것이다. 균형 잡힌 비판, 균형 잡힌 시각, 균형 잡힌 사회생활 등을 잘 하는 사람이라면 성인이라고 할 수 있겠다. 균형을 잃은 판단을 하거나 한쪽으로 치우친 편향된 생각이나 행동은 스스로를 망가뜨리는 지름길이다. 전 인류 공짜벌침을 대중화를 위하여!

20

아나필락시스 반응과
벌침이야기

아나필락시스 반응이 있다. 신체에 어떤 이물질이 들어가면 그것을 방어하기 위한 작용을 할 때 나타나는 반응인데 신체에 주입되는 이물질 양이나 이물질의 종류에 따라 반응이 심하게 나타날 수도 있고 그렇지 않을 수도 있다. 외국에서 애인과 키스를 하고 나서 아나필락시스 반응이 심하여 사망을 한 처녀도 있었다. 연인관계인 남성이 땅콩이 든 초콜릿을 먹고 나서 키스를 했는데 죽은 여성이 심한 땅콩 알레르기 체질이었다는 것이다. 우리나라에서도 자장면을 먹고 아나필락시스 반응이 와서 고생을 한 사람의 경우도 있었고, 운동을 한 후에 아나필락시스 반응이 나타난 경우도 있었으며(야외에서 운동을 할 때 호흡이 격해지는데 이 때 꽃가루 같은 알레르기 물질이 코 속으로 많이 들어가서 나타날 수도 있음), 물론 벌초를 하다가 말벌 같은 벌에 쏘여서 생고생을 한 사람들도 보인다. 돼지고기를 먹고 아나필락시스 반응이 나타나서 두드러기가 난 경우도 비일비재하다. 아나필락시스 반응을 극복하는 요령이 있다. 뭐든지 자신은 심한 알레르기 체질이라고 단정을 하고 음식물이나 약물 같은 것을 섭취하려는 자세이다. 자신의 신체가 알레르기 물질에 반응을 하며 항체가 생기기도 전에 과하게 알레르기 물질을 흡입하거나 섭취하는 경우에 아나필락시스 반응이 심하게 나타날 수도 있다. 그렇다면 자신이 섭취하고자 하는 알레르기 물질에 대한 양을 극소량으로 천천히 섭취한다면 신체가 알레르기 물질에 대한 항체를 스스로 만들어서 아나필락시스 반응을 억제하게 될 것이다. 이런 이론을 바탕으로 '벌침이야기(개장증보판)과 벌침이야기2-누구나 쉽게 즐길 수 있는' 교본 책이 세상에 출간되었다. 즉 모든 아나필락시스 반응은 극복할 수 있다는 이론이다. 단순한 벌독의 양뿐만 아니라 벌침을 즐길 때 신체에 들어갈 수도 있는 꿀벌의 똥, 오줌, 체액 등의 이물질에 대한 신체 주입을 방지해야 한다.(싱싱하게 살아있는 꿀벌로 직침 하고 즉시 손톱으로 몸에 박힌 침을 긁어서 빼내야 함. 벌침을 뽑아서 맞는 발침 같은 것은 아주 위험한 비위생적인 벌침이다. 독낭의 창자가 파열된 부위를 통하여 꿀벌의 똥, 오줌, 체액 등이 모세혈관을 통하여 신체에 주입될 수 있음) 벌침이야기 교본 책 속의 신체 벌침 적응 훈련과 남녀성기벌침 적응 훈련 프로그램은 모든 인간은 벌독에 대한 아나필락시스 반응이 심하게 나타난다고 전제를 하고 세계최초로 창시된 프로그램이다. 모든 인간이 벌독에 알레르기 반응이 심하게 나타난다고 단정을 했기 때문에 안전벌침인 것이다. 벌침이야기 교본 책이 세상에 출간되기 전까지는 무슨 알레르기 테스트를 하여 알레르기 반응이 나타나는 사람은 벌침은 맞을 수 없다고(양봉도 할 수 없는 체질) 이원화하여 사람들을 구분하였던 것이다. 하지만 벌침이야기 저자는 알레르기 테스트를 하나마나 모든 인간은 벌독 알레르기 체질이라고 결론을 내고 그 알레르기를 극복할 수 있는 길을 찾은 것이다. 이런 이유로 벌침이야기 교본 책의 부제목을 '누구나 쉽게 즐길 수 있는'으로 정했다. 벌침을 맞을 수 있는 사람과 벌침을 맞을 수 없는 사람으로 나누어졌던 인간사회를 누구나 쉽게 벌침을 즐길 수 있는 사회로 혁명을 일으킨 것이다. 정통안전남녀공짜벌침 배우기 교본 책 내용은 세계최초로 창시된 프로그램으로 지적재산권이다. 따라서 앞으로 100년 동안은 법적으로 벌침이야기 교본 책속에만 존재할 수 있다. 다른 곳에는 존재하지 않으니 시간낭비, 돈낭비, 낭패 피해를 당하지 말아야 한다. 이런 이론적인 배경이 없는 사이비벌침세력, 선무당벌침세력, 사기꾼벌침세력, 잡상인불법벌침세력들이 종종 사고를 치는 경우를 보았다. 정통안전벌침의 시스템을 이해하지 못하고 설치는 위험한 세력들이다.

"선생님, 벌침을 3달 동안 맞고 있는데요, 얼마 전에 벌침을 맞았는데 전신에 두드러기가 나타났습니다. 이런 경우도 있나요?"
"물론입니다. 벌침은 절차가 생명이라는 사실을 모르는 사람이 벌침을 맞을 때 그럴 수 있습니다. 벌침을 어떻게 맞았는데요?"

"그냥 아픈 부위에 몇 방씩 맞았습니다."

"그러니까 벌침이야기 교본 책 속의 신체 벌침 적응 훈련을 행하지 않았군요. 벌침이야기 교본 책을 따라 절차대로 벌독항체를 신체 내에 만들지 않은 경우에 그런 일이 생기는 것입니다. 벌침이야기 저자가 잔소리처럼 벌침은 절차라고 말하는 의미를 깨우치셔야 벌침을 즐길 수 있습니다. 벌침이야기 교본 책 내용은 벌독항체 생성 프로그램이라고 해도 과언이 아니랍니다. 처음부터 다시 차근차근 신체 벌침 적응 훈련부터 행하시기 바랍니다. 정통안전벌침이 아닌 것은 시간낭비라고 말씀을 드린 이유를 아시겠죠. 자신의 신체에 그 누구도 벌독에 대한 항체가 얼마나 만들어졌는지 알 수가 없으므로 정석대로 벌침이야기 교본 책을 통하여 신체 벌침 적응 훈련을 마무리해야만 됩니다. 이 과정을 통하지 않은 사람은 선무당 벌침 마니아랍니다. 왜냐하면 어떤 질병이 있는 사람이 벌침을 60여방 정도 1회에 맞아야 효과를 볼 수 있는데 자신의 벌독항체 만들어진 정도를 알 수 없기에 10여방 정도로 즐기는 것이라면 벌침효과를 보기가 어려울 것입니다. 왜일까요? 자신의 신체에 대한 불안감 때문에 벌침을 간에 기별이 갈 수 있을 정도로 맞을 수 없을 것입니다. 간에 기별이 가야 질병을 물리치게 되는데 말입니다."

"선생님 말씀 잘 알겠습니다. 벌침이야기 교본 책을 구했으니 처음부터 다시 신체 벌침 적응 훈련부터 하도록 하겠습니다. 서두르지 않고요."

"그렇습니다. 지금까지 했던 것 다 무시하고 착실하게 벌침이야기 교본 책만을 따르시기 바랍니다. 그것이 가장 빠르게 벌침을 즐길 수 있는 지름길이라는 사실을 아시고요."

　며칠 전에 전화를 한통 받았다. 중년의 남성이었는데 벌침에 대한 상식이 없이 선무당벌침을 맞다가 낭패를 당하여 전화를 했다. 벌침 이야기 교본 책 속에 저자의 전화번호를 보고 문의를 했다고 한다. 벌침은 장난이 통하지 않는다. 오직 정통안전남녀공짜벌침 배우기 교본인 벌침이야기 책만이 올바른 벌침 상식을 가르쳐 줄 것이다. 누구나 자유롭게 스스로 안전하게 공짜벌침을 머리에서 남녀성기까지 암에서 관절염, 자궁근종, 왜소 음경확대, 전립선비대증, 디스크, 만성피로, 탈모, 지방간, 질건조증 등등 모든 질병까지 즐길 수 있는 세상이다.

3부

section three

셀프벌침과
고질병 다스리기
계통치료
마크로치료법

01

당뇨병, 고혈압,
동맥경화, 고지혈증

❖ … 벌침에 입문하여 공짜벌침을 즐긴다. 초보자인 경우《벌침
이야기(개정증보판)과 벌침이야기2-누구나 쉽게 즐길 수 있는》교본
책을 기준하여 신체 벌침 적응 훈련과 남녀성기벌침 적응 훈련을 절
차대로 마무리 한다. 벌침은 사이비벌침이 통하지 않는다는 사실을
명심하고 반드시 교본 책대로 신체에 벌독항체가 만들어지게 해야
한다.

❖ … 훈련을 마무리 한 사람은《벌침봉침임상소설-질병과의 전
쟁》이라는 교본 책을 참고하여 김덕배 영웅의 임상기록을 참고하여

즐긴다. 사마귀 같은 지엽적인 질병에 대한 임상기록도 있으나 사마귀 등이 없는 사람은 제외하고 즐기면 된다.

❖ … 벌침을 즐기면서 반드시 《헛개나무이야기와 정통벌침봉침 4-간이 배 밖으로 나오다》라는 교본 책을 참고하여 헛개나무 제대로 달여 마시기를 병행한다.

❖ … 물 마시기 운동을 생활화하여 충분히 물을 섭취한다. 헛개나무 달여 마시기를 하는 경우 성인 기준 1일 물 섭취량인 본인 체중의 2~3% 정도(체중이 70kg인 사람은 1.4~2.1L)의 물을 마시되 헛개나무 달여 마시기를 하는 양을 포함한 물을 마신다. (헛개나무 달여 마시기롤 1일 0.5L 정도 마시는 70kg의 체중을 가진 사람이라면 0.9~1.6L의 물을 마심)

❖ … 현미밥을 흰 쌀밥 대신 먹으면서 밀가루를 주로 사용하여 만든 인스턴트 음식을 멀리하려고 노력한다. 영양을 골고루 섭취할 수 있도록 균형 있는 섭취를 생활화해야 한다.

❖ … 대장 건강관리를 위해 유산균에게 이로운 식단으로 섭취를 하고 필요할 경우 캡슐로 포장된 유산균을 직접 복용한다.

❖ … 걷기 운동을 위해 짧은 거리는 무조건 차를 타지 말고 걸어서 이동한다.

❖ … 위의 생활방식을 잊지 말고 꾸준히 한다. 음주와 흡연도 해로운 것이니 절제해야 하며 특히 담배는 끊는다. 하고 안 하고 법칙을 이해하고 지키려고 노력한다.

02

관절염, 디스크, 퇴행성질병.
목디스크, 오십견

❖ … 벌침에 입문하여 공짜벌침을 즐긴다. 초보자인 경우《벌침이야기(개정증보판)과 벌침이야기2-누구나 쉽게 즐길 수 있는》교본 책을 기준하여 신체 벌침 적응 훈련과 남녀성기벌침 적응 훈련을 절차대로 마무리 한다. 벌침은 사이비벌침이 통하지 않는다는 사실을 명심하고 반드시 교본 책대로 신체에 벌독항체가 만들어지게 해야 한다.

❖ … 훈련을 마무리 한 사람은《벌침이야기2-누구나 쉽게 즐길 수 있는》교본 책 속의 관절염 뿌리뽑기 프로그램을 마무리 한 후에

아시혈(환부) 위주로 즐긴다. 하지만 관절염과 기타 여러 가지 질병이 셋트 메뉴처럼 함께 찾아온 사람은《벌침봉침임상소설－질병과의 전쟁》이라는 교본 책을 참고하여 박소영 영웅(퇴행성 관절염)이나 양미정 영웅(류마티스성 관절염)의 임상기록을 참고하여 즐긴다. 사마귀 같은 지엽적인 질병에 대한 임상기록도 있으나 사마귀 등이 없는 사람은 제외하고 즐기면 된다.

❖ … 벌침을 즐기면서 반드시《헛개나무이야기와 정통벌침봉침 4－간이 배 밖으로 나오다》라는 교본 책을 참고하여 헛개나무 제대로 달여 마시기를 병행한다.

❖ … 물 마시기 운동을 생활화하여 충분히 물을 섭취한다. 헛개나무 달여 마시기를 하는 경우 성인 기준 1일 물 섭취량인 본인 체중의 2~3% 정도(체중이 70kg인 사람은 1.4~2.1L)의 물을 마시되 헛개나무 달여 마시기를 하는 양을 포함한 물을 마신다.(헛개나무 달여 마시기를 1일 0.5L 정도 마시는 70kg의 체중을 가진 사람이라면 0.9~1.6L의 물을 마심)

❖ … 현미밥을 흰 쌀밥 대신 먹으면서 밀가루를 주로 사용하여 만든 인스턴트 음식을 멀리하려고 노력한다. 영양을 골고루 섭취할 수 있도록 균형 있는 섭취를 생활화해야 한다.

❖ … 대장 건강관리를 위해 유산균에게 이로운 식단으로 섭취를

하면서 필요할 경우 캡슐로 포장된 유산균을 직접 구하여 복용한다.

❖ ⋯ 잘못된 생활습관을 개선해야 한다. 의자, 소파, 침대, 방석 등을 자신의 신체에 맞는 것으로 사용한다. 신체의 근육의 힘을 높이려는 노력을 한다. 걷기 운동, 목 돌리기 운동, 윗몸일으키기 등의 운동을 꾸준히 하여 근육의 힘을 높인다. 오십견이라면 철봉에서 매달리거나 자주 사용하지 않는 방향으로 팔을 움직인다.

❖ ⋯ 위의 생활방식을 잊지 말고 꾸준히 한다. 음주와 흡연도 해로운 것이니 절제해야 하며 특히 담배는 끊는다. 하고 안 하고 법칙을 이해하고 지키려고 노력한다.

03

중풍, 뇌경색, 파킨슨, 뇌졸중,
안면마비, 구안괘사, 치매

❖ … 벌침에 입문하여 공짜벌침을 즐긴다. 초보자인 경우《벌침이야기(개정증보판)과 벌침이야기2-누구나 쉽게 즐길 수 있는》교본 책을 기준하여 신체 벌침 적응 훈련과 남녀성기벌침 적응 훈련을 절차대로 마무리 한다. 벌침은 사이비벌침이 통하지 않는다는 사실을 명심하고 반드시 교본 책대로 신체에 벌독항체가 만들어지게 해야 한다.

❖ … 훈련을 마무리 한 사람은《벌침봉침임상소설-질병과의 전쟁》이라는 교본 책을 참고하여 김덕배 영웅(수전증, 알콜중독, 당뇨병, 고혈압, 체머리)이나 최갑용 영웅(중풍, 뇌경색, 전립선염)의 임상기록을 참고하여 즐긴다. 사마귀 같은 지엽적인 질병에 대한 임상기록도 있으나 사마귀 등이 없는 사람은 제외하고 즐기면 된다.

❖ … 벌침을 즐기면서 반드시《헛개나무이야기와 정통벌침봉침 4-간이 배 밖으로 나오다》라는 교본 책을 참고하여 헛개나무 제대

로 달여 마시기를 병행한다.

❖ … 물 마시기 운동을 생활화하여 충분히 물을 섭취한다. 헛개나무 달여 마시기를 하는 경우 성인 기준 1일 물 섭취량인 본인 체중의 2~3% 정도(체중이 70kg인 사람은 1.4~2L)의 물을 마시되 헛개나무 달여 마시기를 하는 양을 포함한 물을 마신다. (헛개나무 달여 마시기롤 1일 0.5L 정도 마시는 70kg의 체중을 가진 사람이라면 0.9~1.6L의 물을 마심)

❖ … 현미밥을 흰 쌀밥 대신 먹으면서 밀가루를 주로 사용하여 만든 인스턴트 음식을 멀리하려고 노력한다. 영양을 골고루 섭취할 수 있도록 균형 있는 섭취를 생활화해야 한다.

❖ … 대장 건강관리를 위해 유산균에게 이로운 식단으로 섭취를 하면서 필요할 경우 캡슐로 포장된 유산균을 직접 구하여 복용한다.

❖ … 치매라면 화투놀이 같은 것을 자주 즐기면서 뇌를 자극할 수 있는 생활을 하게 도와줘야 한다.

❖ … 위의 생활방식을 잊지 말고 꾸준히 한다. 음주와 흡연도 해로운 것이니 절제해야 하며 특히 담배는 끊는다. 하고 안 하고 법칙을 이해하고 지키려고 노력한다.

04

탈모, 원형탈모, 스트레스,
만성피로, 수족냉증, 손발저림

❖ … 벌침에 입문하여 공짜벌침을 즐긴다. 초보자인 경우《벌침이야기(개정증보판)과 벌침이야기2-누구나 쉽게 즐길 수 있는》교본 책을 기준하여 신체 벌침 적응 훈련과 남녀성기벌침 적응 훈련을 절차대로 마무리 한다. 벌침은 사이비벌침이 통하지 않는다는 사실을 명심하고 반드시 교본 책대로 신체에 벌독항체가 만들어지게 해야 한다.

❖ … 훈련을 마무리 한 사람은《벌침봉침임상소설-질병과의 전

쟁》이라는 교본 책을 참고하여 김덕배 영웅(탈모, 당뇨병, 원형탈모, 대머리)의 임상기록을 참고하여 즐긴다. 사마귀 같은 지엽적인 질병에 대한 임상기록도 있으나 사마귀 등이 없는 사람은 제외하고 즐기면 된다.

❖ … 벌침을 즐기면서 반드시 《헛개나무이야기와 정통벌침봉침 4-간이 배 밖으로 나오다》라는 교본 책을 참고하여 헛개나무 제대로 달여 마시기를 병행한다.

❖ … 물 마시기 운동을 생활화하여 충분히 물을 섭취한다. 헛개나무 달여 마시기를 하는 경우 성인 기준 1일 물 섭취량인 본인 체중의 2~3% 정도(체중이 70kg인 사람은 1.4~2.1L)의 물을 마시되 헛개나무 달여 마시기를 하는 양을 포함한 물을 마신다. (헛개나무 달여 마시기를 1일 0.5L 정도 마시는 70kg의 체중을 가진 사람이라면 0.9~1.6L의 물을 마심)

❖ … 현미밥을 흰 쌀밥 대신 먹으면서 밀가루를 주로 사용하여 만든 인스턴트 음식을 멀리하려고 노력한다. 영양을 골고루 섭취할 수 있도록 균형 있는 섭취를 생활화해야 한다.

❖ … 대장 건강관리를 위해 유산균에게 이로운 식단으로 섭취를 하면서 필요할 경우 캡슐로 포장된 유산균을 직접 구하여 복용한다.

❖ … 잘못된 생활습관을 개선해야 한다. 스트레스 해소, 당뇨병성 탈모인 경우 혈당관리를 철저히 하려고 노력한다.

❖ … 위의 생활방식을 잊지 말고 꾸준히 한다. 음주와 흡연도 해로운 것이니 절제해야 하며 특히 담배는 끊는다. 하고 안 하고 법칙을 이해하고 지키려고 노력한다.

05

발기부전, 전립선비대증,
성병, 질염, 고환암

❖ ⋯ 벌침에 입문하여 공짜벌침을 즐긴다. 초보자인 경우《벌침 이야기(개정증보판)과 벌침이야기2-누구나 쉽게 즐길 수 있는》교본 책을 기준하여 신체 벌침 적응 훈련과 남녀성기벌침 적응 훈련을 절 차대로 마무리 한다. 벌침은 사이비벌침이 통하지 않는다는 사실을 명심하고 반드시 교본 책대로 신체에 벌독항체가 만들어지게 해야 한다.

❖ ⋯ 훈련을 마무리 한 사람은《벌침봉침임상소설-질병과의 전

쟁》이라는 교본 책을 참고하여 최갑용 영웅(전립선염)이나 손영미 영웅(여성인 경우)의 임상기록을 참고하여 즐긴다. 사마귀 같은 지엽적인 질병에 대한 임상기록도 있으나 사마귀 등이 없는 사람은 제외하고 즐기면 된다.

❖ … 벌침을 즐기면서 반드시 《헛개나무이야기와 정통벌침봉침 4－간이 배 밖으로 나오다》라는 교본 책을 참고하여 헛개나무 제대로 달여 마시기를 병행한다.

❖ … 물 마시기 운동을 생활화하여 충분히 물을 섭취한다. 헛개나무 달여 마시기를 하는 경우 성인 기준 1일 물 섭취량인 본인 체중의 2~3% 정도(체중이 70kg인 사람은 1.4~2.1L)의 물을 마시되 헛개나무 달여 마시기를 하는 양을 포함한 물을 마신다. (헛개나무 달여 마시기를 1일 0.5L 정도 마시는 70kg의 체중을 가진 사람이라면 0.9~1.6L의 물을 마심)

❖ … 현미밥을 흰 쌀밥 대신 먹으면서 밀가루를 주로 사용하여 만든 인스턴트 음식을 멀리하려고 노력한다. 영양을 골고루 섭취할 수 있도록 균형 있는 섭취를 생활화해야 한다.

❖ … 대장 건강관리를 위해 유산균에게 이로운 식단으로 섭취를 하면서 필요할 경우 캡슐로 포장된 유산균을 직접 구하여 복용한다.

❖ … 잘못된 생활습관을 개선해야 한다. 성기벌침을 욕심내지 말고 차분하게 즐긴다.

❖ … 위의 생활방식을 잊지 말고 꾸준히 한다. 음주와 흡연도 해로운 것이니 절제해야 하며 특히 담배는 끊는다. 하고 안 하고 법칙을 이해하고 지키려고 노력한다.

06

피부병, 면역력 저하, 아토피, 피부미용, 지방간, 간염, 갑상선

❖ … 벌침에 입문하여 공짜벌침을 즐긴다. 초보자인 경우《벌침이야기(개정증보판)과 벌침이야기2-누구나 쉽게 즐길 수 있는》교본 책을 기준하여 신체 벌침 적응 훈련과 남녀성기벌침 적응 훈련을 절차대로 마무리 한다. 벌침은 사이비벌침이 통하지 않는다는 사실을 명심하고 반드시 교본 책대로 신체에 벌독항체가 만들어지게 해야 한다.

❖ … 훈련을 마무리 한 사람은《벌침봉침임상소설-질병과의 전

쟁》이라는 교본 책을 참고하여 나찬일 영웅(지방간, 간염, 아토피, 전립선 비대증)이나 윤미령 영웅(갑상선염)의 임상기록을 참고하여 즐긴다. 피부미용을 위해서라면 박소영 영웅의 임상기록 중에서 얼굴벌침 요령을 참고하여 즐긴다. 사마귀 같은 지엽적인 질병에 대한 임상기록도 있으나 사마귀 등이 없는 사람은 제외하고 즐기면 된다.

❖ … 벌침을 즐기면서 반드시 《헛개나무이야기와 정통벌침봉침 4-간이 배 밖으로 나오다》라는 교본 책을 참고하여 헛개나무 제대로 달여 마시기를 병행한다.

❖ … 물 마시기 운동을 생활화하여 충분히 물을 섭취한다. 헛개나무 달여 마시기를 하는 경우 성인 기준 1일 물 섭취량인 본인 체중의 2~3% 정도(체중이 70kg인 사람은 1.4~2.1L)의 물을 마시되 헛개나무 달여 마시기를 하는 양을 포함한 물을 마신다. (헛개나무 달여 마시기를 1일 0.5L 정도 마시는 70kg의 체중을 가진 사람이라면 0.9~1.6L의 물을 마심)

❖ … 현미밥을 흰 쌀밥 대신 먹으면서 밀가루를 주로 사용하여 만든 인스턴트 음식을 멀리하려고 노력한다. 영양을 골고루 섭취할 수 있도록 균형 있는 섭취를 생활화해야 한다.

❖ … 대장 건강관리를 위해 유산균에게 이로운 식단으로 섭취를 하면서 필요할 경우 캡슐로 포장된 유산균을 직접 구하여 복용한다.

❖ … 잘못된 생활습관을 개선해야 한다. 얼굴벌침은 욕심내지 말고 차분하게 즐긴다.

❖ … 위의 생활방식을 잊지 말고 꾸준히 한다. 음주와 흡연도 해로운 것이니 절제해야 하며 특히 담배는 끊는다. 하고 안 하고 법칙을 이해하고 지키려고 노력한다.

07

다이어트, 비만, 똥배,
살빼기, 체지방

❖ … 벌침에 입문하여 공짜벌침을 즐긴다. 초보자인 경우《벌침이야기(개정증보판)과 벌침이야기2-누구나 쉽게 즐길 수 있는》교본 책을 기준하여 신체 벌침 적응 훈련과 남녀성기벌침 적응 훈련을 절차대로 마무리 한다. 벌침은 사이비벌침이 통하지 않는다는 사실을 명심하고 반드시 교본 책대로 신체에 벌독항체가 만들어지게 해야 한다.

❖ … 훈련을 마무리 한 사람은《벌침봉침임상소설-질병과의 전쟁》이라는 교본 책을 참고하여 박소영 영웅, 나찬일 영웅, 최갑용

영웅의 임상기록 중에서 본인과 체형이 유사한 영웅의 임상기록을 참고하여 즐긴다. 사마귀 같은 지엽적인 질병에 대한 임상기록도 있으나 사마귀 등이 없는 사람은 제외하고 즐기면 된다.

❖ … 벌침을 즐기면서 반드시《헛개나무이야기와 정통벌침봉침 4-간이 배 밖으로 나오다》라는 교본 책을 참고하여 헛개나무 제대로 달여 마시기를 병행한다.

❖ … 물 마시기 운동을 생활화하여 충분히 물을 섭취한다. 헛개나무 달여 마시기를 하는 경우 성인 기준 1일 물 섭취량인 본인 체중의 2~3% 정도(체중이 70kg인 사람은 1.4~2.1L)의 물을 마시되 헛개나무 달여 마시기를 하는 양을 포함한 물을 마신다. (헛개나무 달여 마시기를 1일 0.5L 정도 마시는 70kg의 체중을 가진 사람이라면 0.9~1.6L의 물을 마심)

❖ … 현미밥을 흰 쌀밥 대신 먹으면서 밀가루를 주로 사용하여 만든 인스턴트 음식을 멀리하려고 노력한다. 영양을 골고루 섭취할 수 있도록 균형 있는 섭취를 생활화해야 한다.

❖ … 대장 건강관리를 위해 유산균에게 이로운 식단으로 섭취를 하면서 필요할 경우 캡슐로 포장된 유산균을 직접 구하여 복용한다.

❖ … 잘못된 생활습관을 개선해야 한다. 음식물 섭취하는 방법을

숙지하고 그대로 따라 한다. 숟가락 놓고 젓가락 들기 같은 방법도 좋으며 기본적으로 소식을 하려는 노력을 병행해야 한다. 밥 한 숟가락 덜 먹기 등의 운동도 이롭다.

❖ … 위의 생활방식을 잊지 말고 꾸준히 한다. 음주와 흡연도 해로운 것이니 절제해야 하며 특히 담배는 끊는다. 하고 안 하고 법칙을 이해하고 지키려고 노력한다.

08

위염, 식도염, 장염, 변비

❖ … 벌침에 입문하여 공짜벌침을 즐긴다. 초보자인 경우《벌침 이야기(개정증보판)과 벌침이야기2-누구나 쉽게 즐길 수 있는》교본 책을 기준하여 신체 벌침 적응 훈련과 남녀성기벌침 적응 훈련을 절차대로 마무리 한다. 벌침은 사이비벌침이 통하지 않는다는 사실을 명심하고 반드시 교본 책대로 신체에 벌독항체가 만들어지게 해야 한다.

❖ … 훈련을 마무리 한 사람은《벌침봉침임상소설-질병과의 전쟁》이라는 교본 책을 참고하여 박소영 영웅, 김덕배 영웅, 윤미령 영웅, 나찬일 영웅, 최갑용 영웅의 임상기록 중에서 본인과 체형이

유사한 영웅의 임상기록을 참고하여 즐긴다. 사마귀 같은 지엽적인 질병에 대한 임상기록도 있으나 사마귀 등이 없는 사람은 제외하고 즐기면 된다.

❖ … 벌침을 즐기면서 반드시 《헛개나무이야기와 정통벌침봉침 4-간이 배 밖으로 나오다》라는 교본 책을 참고하여 헛개나무 제대로 달여 마시기를 병행한다.

❖ … 물 마시기 운동을 생활화하여 충분히 물을 섭취한다. 헛개나무 달여 마시기를 하는 경우 성인 기준 1일 물 섭취량인 본인 체중의 2~3% 정도(체중이 70kg인 사람은 1.4~2.1L)의 물을 마시되 헛개나무 달여 마시기를 하는 양을 포함한 물을 마신다.(헛개나무 달여 마시기를 1일 0.5L 정도 마시는 70kg의 체중을 가진 사람이라면 0.9~1.6L의 물을 마심)

❖ … 현미밥을 흰 쌀밥 대신 먹으면서 밀가루를 주로 사용하여 만든 인스턴트 음식을 멀리하려고 노력한다. 영양을 골고루 섭취할 수 있도록 균형 있는 섭취를 생활화해야 한다.

❖ … 대장 건강관리를 위해 유산균에게 이로운 식단으로 섭취를 하면서 필요할 경우 캡슐로 포장된 유산균을 직접 구하여 복용한다.

❖ … 잘못된 생활습관을 개선해야 한다. 잘 씹어서 먹는 습관을

가지고 실행한다. 숟가락 놓고 젓가락 들기 같은 방법도 좋으며 기본적으로 소식을 하려는 노력을 병행해야 한다. 밥 한 숟가락 덜 먹기 등의 운동도 이롭다.

❖ ⋯ 위의 생활방식을 잊지 말고 꾸준히 한다. 음주와 흡연도 해로운 것이니 절제해야 하며 특히 담배는 끊는다. 하고 안 하고 법칙을 이해하고 지키려고 노력한다.

09

대장암, 후두암, 위암, 췌장암, 자궁근종, 간암, 유방암, 난소암, 자궁경부암

❖ … 벌침에 입문하여 공짜벌침을 즐긴다. 초보자인 경우 《벌침 이야기(개정증보판)과 벌침이야기2-누구나 쉽게 즐길 수 있는》 교본 책을 기준하여 신체 벌침 적응 훈련과 남녀성기벌침 적응 훈련을 절 차대로 마무리 한다. 벌침은 사이비벌침이 통하지 않는다는 사실을 명심하고 반드시 교본 책대로 신체에 벌독항체가 만들어지게 해야 한다.

❖ … 훈련을 마무리 한 사람은 《벌침봉침임상소설-질병과의 전 쟁》이라는 교본 책을 참고하여 박소영 영웅, 김덕배 영웅, 윤미령

영웅, 나찬일 영웅, 손영미 영웅, 최갑용 영웅의 임상기록 중에서 본인과 체형이 유사한 영웅의 임상기록을 참고하여 즐긴다. 사마귀 같은 지엽적인 질병에 대한 임상기록도 있으나 사마귀 등이 없는 사람은 제외하고 즐기면 된다.

❖ … 벌침을 즐기면서 반드시 《헛개나무이야기와 정통벌침봉침 4-간이 배 밖으로 나오다》라는 교본 책을 참고하여 헛개나무 제대로 달여 마시기를 병행한다.

❖ … 물 마시기 운동을 생활화하여 충분히 물을 섭취한다. 헛개나무 달여 마시기를 하는 경우 성인 기준 1일 물 섭취량인 본인 체중의 2~3% 정도(체중이 70kg인 사람은 1.4~2.1L)의 물을 마시되 헛개나무 달여 마시기를 하는 양을 포함한 물을 마신다. (헛개나무 달여 마시기를 1일 0.5L 정도 마시는 70kg의 체중을 가진 사람이라면 0.9~1.6L의 물을 마심)

❖ … 현미밥을 흰 쌀밥 대신 먹으면서 밀가루를 주로 사용하여 만든 인스턴트 음식을 멀리하려고 노력한다. 영양을 골고루 섭취할 수 있도록 균형 있는 섭취를 생활화해야 한다.

❖ … 대장 건강관리를 위해 유산균에게 이로운 식단으로 섭취를 하면서 필요할 경우 캡슐로 포장된 유산균을 직접 구하여 복용한다.

❖ ⋯ 잘못된 생활습관을 개선해야 한다. 잘 씹어서 먹는 습관을 가지고 실행한다. 숟가락 놓고 젓가락 들기 같은 방법도 좋으며 기본적으로 소식을 하려는 노력을 병행해야 한다. 지방이 많은 음식은 절제한다. 충분한 영양 섭취를 위해 골고루 섭취하려고 노력한다.

❖ ⋯ 위의 생활방식을 잊지 말고 꾸준히 한다. 음주와 흡연도 해로운 것이니 절제해야 하며 특히 담배는 끊는다. 하고 안 하고 법칙을 이해하고 지키려고 노력한다.

10

심근경색, 협심증, 부정맥, 정계정맥류, 하지정맥류, 뇌동맥류

❖ … 벌침에 입문하여 공짜벌침을 즐긴다. 초보자인 경우《벌침이야기(개정증보판)과 벌침이야기2-누구나 쉽게 즐길 수 있는》교본 책을 기준하여 신체 벌침 적응 훈련과 남녀성기벌침 적응 훈련을 절차대로 마무리 한다. 벌침은 사이비벌침이 통하지 않는다는 사실을 명심하고 반드시 교본 책대로 신체에 벌독항체가 만들어지게 해야 한다.

❖ … 훈련을 마무리 한 사람은《벌침봉침임상소설-질병과의 전쟁》이라는 교본 책을 참고하여 김덕배 영웅이나 최갑용 영웅의 임상

기록 중에서 본인과 체형이 유사한 영웅의 임상기록을 참고하여 즐 긴다. 사마귀 같은 지엽적인 질병에 대한 임상기록도 있으나 사마귀 등이 없는 사람은 제외하고 즐기면 된다.

❖ ⋯ 벌침을 즐기면서 반드시 《헛개나무이야기와 정통벌침봉침 4-간이 배 밖으로 나오다》라는 교본 책을 참고하여 헛개나무 제대 로 달여 마시기를 병행한다.

❖ ⋯ 물 마시기 운동을 생활화하여 충분히 물을 섭취한다. 헛개나 무 달여 마시기를 하는 경우 성인 기준 1일 물 섭취량인 본인 체중의 2~3% 정도(체중이 70kg인 사람은 1.4~2.1L)의 물을 마시되 헛개나무 달여 마시기를 하는 양을 포함한 물을 마신다.(헛개나무 달여 마시기를 1일 0.5L 정도 마시는 70kg의 체중을 가진 사람이라면 0.9~1.6L의 물을 마심)

❖ ⋯ 현미밥을 흰 쌀밥 대신 먹으면서 밀가루를 주로 사용하여 만 든 인스턴트 음식을 멀리하려고 노력한다. 영양을 골고루 섭취할 수 있도록 균형 있는 섭취를 생활화해야 한다.

❖ ⋯ 대장 건강관리를 위해 유산균에게 이로운 식단으로 섭취를 하면서 필요할 경우 캡슐로 포장된 유산균을 직접 구하여 복용한다.

❖ ⋯ 잘못된 생활습관을 개선해야 한다. 잘 씹어서 먹는 습관을

가지고 실행한다. 숟가락 놓고 젓가락 들기 같은 방법도 좋으며 기본적으로 소식을 하려는 노력을 병행해야 한다. 지방이 많은 음식은 절제한다. 충분한 영양 섭취를 위해 골고루 섭취하려고 노력한다.

❖ … 위의 생활방식을 잊지 말고 꾸준히 한다. 음주와 흡연도 해로운 것이니 절제해야 하며 특히 담배는 끊는다. 하고 안 하고 법칙을 이해하고 지키려고 노력한다.

11

통풍, 두통, 편두통

❖ … 벌침에 입문하여 공짜벌침을 즐긴다. 초보자인 경우《벌침이야기(개정증보판)과 벌침이야기2-누구나 쉽게 즐길 수 있는》교본 책을 기준하여 신체 벌침 적응 훈련과 남녀성기벌침 적응 훈련을 절차대로 마무리 한다. 벌침은 사이비벌침이 통하지 않는다는 사실을 명심하고 반드시 교본 책대로 신체에 벌독항체가 만들어지게 해야 한다.

❖ … 훈련을 마무리 한 사람은《벌침봉침임상소설-질병과의 전쟁》이라는 교본 책을 참고하여 김덕배 영웅이나 윤미령 영웅, 양미

정 영웅의 임상기록 중에서 본인과 체형이 유사한 영웅의 임상기록을 참고하여 즐긴다. 아시혈(환부) 벌침을 즐겨도 좋다. 사마귀 같은 지엽적인 질병에 대한 임상기록도 있으나 사마귀 등이 없는 사람은 제외하고 즐기면 된다.

❖ … 벌침을 즐기면서 반드시 《헛개나무이야기와 정통벌침봉침 4-간이 배 밖으로 나오다》라는 교본 책을 참고하여 헛개나무 제대로 달여 마시기를 병행한다.

❖ … 물 마시기 운동을 생활화하여 충분히 물을 섭취한다. 헛개나무 달여 마시기를 하는 경우 성인 기준 1일 물 섭취량인 본인 체중의 2~3% 정도(체중이 70kg인 사람은 1.4~2.1L)의 물을 마시되 헛개나무 달여 마시기를 하는 양을 포함한 물을 마신다. (헛개나무 달여 마시기를 1일 0.5L 정도 마시는 70kg의 체중을 가진 사람이라면 0.9~1.6L의 물을 마심)

❖ … 현미밥을 흰 쌀밥 대신 먹으면서 밀가루를 주로 사용하여 만든 인스턴트 음식을 멀리하려고 노력한다. 영양을 골고루 섭취할 수 있도록 균형 있는 섭취를 생활화해야 한다.

❖ … 대장 건강관리를 위해 유산균에게 이로운 식단으로 섭취를 하면서 필요할 경우 캡슐로 포장된 유산균을 직접 구하여 복용한다.

❖ … 잘못된 생활습관을 개선해야 한다. 잘 씹어서 먹는 습관을 가지고 실행한다. 숟가락 놓고 젓가락 들기 같은 방법도 좋으며 기본적으로 소식을 하려는 노력을 병행해야 한다. 지방이 많은 음식은 절제한다. 충분한 영양 섭취를 위해 골고루 섭취하려고 노력한다.

❖ … 위의 생활방식을 잊지 말고 꾸준히 한다. 음주와 흡연도 해로운 것이니 절제해야 하며 특히 담배는 끊는다. 하고 안 하고 법칙을 이해하고 지키려고 노력한다.

12

비염, 중이염, 이명, 어지럼증, 눈꺼풀 떨림

❖ … 벌침에 입문하여 공짜벌침을 즐긴다. 초보자인 경우《벌침이야기(개정증보판)과 벌침이야기2-누구나 쉽게 즐길 수 있는》교본 책을 기준하여 신체 벌침 적응 훈련과 남녀성기벌침 적응 훈련을 절차대로 마무리 한다. 벌침은 사이비벌침이 통하지 않는다는 사실을 명심하고 반드시 교본 책대로 신체에 벌독항체가 만들어지게 해야 한다.

❖ … 훈련을 마무리 한 사람은《벌침봉침임상소설-질병과의 전쟁》이라는 교본 책을 참고하여 박소영 영웅, 손영미 영웅. 윤미령

영웅, 양미정 영웅의 임상기록 중에서 본인과 체형이 유사한 영웅의 임상기록을 참고하여 즐긴다. 아시혈(환부) 벌침을 즐겨도 좋다. 사마귀 같은 지엽적인 질병에 대한 임상기록도 있으나 사마귀 등이 없는 사람은 제외하고 즐기면 된다.

❖ … 벌침을 즐기면서 반드시 《헛개나무이야기와 정통벌침봉침 4-간이 배 밖으로 나오다》라는 교본 책을 참고하여 헛개나무 제대로 달여 마시기를 병행한다.

❖ … 물 마시기 운동을 생활화하여 충분히 물을 섭취한다. 헛개나무 달여 마시기를 하는 경우 성인 기준 1일 물 섭취량인 본인 체중의 2~3% 정도(체중이 70kg인 사람은 1.4~2.1L)의 물을 마시되 헛개나무 달여 마시기를 하는 양을 포함한 물을 마신다. (헛개나무 달여 마시기를 1일 0.5L 정도 마시는 70kg의 체중을 가진 사람이라면 0.9~1.6L의 물을 마심)

❖ … 현미밥을 흰 쌀밥 대신 먹으면서 밀가루를 주로 사용하여 만든 인스턴트 음식을 멀리하려고 노력한다. 영양을 골고루 섭취할 수 있도록 균형 있는 섭취를 생활화해야 한다.

❖ … 대장 건강관리를 위해 유산균에게 이로운 식단으로 섭취를 하면서 필요할 경우 캡슐로 포장된 유산균을 직접 구하여 복용한다.

❖ … 잘못된 생활습관을 개선해야 한다. 잘 씹어서 먹는 습관을 가지고 실행한다. 숟가락 놓고 젓가락 들기 같은 방법도 좋으며 기본적으로 소식을 하려는 노력을 병행해야 한다. 지방이 많은 음식은 절제한다. 충분한 영양 섭취를 위해 골고루 섭취하려고 노력한다.

❖ … 위의 생활방식을 잊지 말고 꾸준히 한다. 음주와 흡연도 해로운 것이니 절제해야 하며 특히 담배는 끊는다. 하고 안 하고 법칙을 이해하고 지키려고 노력한다.

13

자궁내막염, 생리불순, 낭습, 요도염,
방광염, 요실금

❖ … 벌침에 입문하여 공짜벌침을 즐긴다. 초보자인 경우 《벌침이야기(개정증보판)과 벌침이야기2-누구나 쉽게 즐길 수 있는》 교본 책을 기준하여 신체 벌침 적응 훈련과 남녀성기벌침 적응 훈련을 절차대로 마무리 한다. 벌침은 사이비벌침이 통하지 않는다는 사실을 명심하고 반드시 교본 책대로 신체에 벌독항체가 만들어지게 해야 한다.

❖ … 훈련을 마무리 한 사람은 《벌침봉침임상소설-질병과의 전쟁》이라는 교본 책을 참고하여 박소영 영웅, 최갑용 영웅, 나찬일

영웅의 임상기록 중에서 본인과 체형이 유사한 영웅의 임상기록을 참고하여 즐긴다. 사타구니벌침, 성기벌침, 아시혈(환부) 벌침을 즐기면 좋다. 사마귀 같은 지엽적인 질병에 대한 임상기록도 있으나 사마귀 등이 없는 사람은 제외하고 즐기면 된다.

❖ … 벌침을 즐기면서 반드시 《헛개나무이야기와 정통벌침봉침 4-간이 배 밖으로 나오다》라는 교본 책을 참고하여 헛개나무 제대로 달여 마시기를 병행한다.

❖ … 물 마시기 운동을 생활화하여 충분히 물을 섭취한다. 헛개나무 달여 마시기를 하는 경우 성인 기준 1일 물 섭취량인 본인 체중의 2~3% 정도(체중이 70kg인 사람은 1.4~2.1L)의 물을 마시되 헛개나무 달여 마시기를 하는 양을 포함한 물을 마신다.(헛개나무 달여 마시기를 1일 0.5L 정도 마시는 70kg의 체중을 가진 사람이라면 0.9~1.6L의 물을 마심)

❖ … 현미밥을 흰 쌀밥 대신 먹으면서 밀가루를 주로 사용하여 만든 인스턴트 음식을 멀리하려고 노력한다. 영양을 골고루 섭취할 수 있도록 균형 있는 섭취를 생활화해야 한다.

❖ … 대장 건강관리를 위해 유산균에게 이로운 식단으로 섭취를 하면서 필요할 경우 캡슐로 포장된 유산균을 직접 구하여 복용한다.

❖ … 잘못된 생활습관을 개선해야 한다. 잘 씹어서 먹는 습관을 가지고 실행한다. 숟가락 놓고 젓가락 들기 같은 방법도 좋으며 기본적으로 소식을 하려는 노력을 병행해야 한다. 지방이 많은 음식은 절제한다. 충분한 영양 섭취를 위해 골고루 섭취하려고 노력한다.

❖ … 위의 생활방식을 잊지 말고 꾸준히 한다. 음주와 흡연도 해로운 것이니 절제해야 하며 특히 담배는 끊는다. 하고 안 하고 법칙을 이해하고 지키려고 노력한다.

14

노안, 시력저하, 백내장,
녹내장, 야맹증

❖ … 벌침에 입문하여 공짜벌침을 즐긴다. 초보자인 경우《벌침이야기(개정증보판)과 벌침이야기2-누구나 쉽게 즐길 수 있는》교본 책을 기준하여 신체 벌침 적응 훈련과 남녀성기벌침 적응 훈련을 절차대로 마무리 한다. 벌침은 사이비벌침이 통하지 않는다는 사실을 명심하고 반드시 교본 책대로 신체에 벌독항체가 만들어지게 해야 한다.

❖ … 훈련을 마무리 한 사람은《벌침봉침임상소설-질병과의 전쟁》이라는 교본 책을 참고하여 박소영 영웅, 김덕배 영웅, 최갑용

178 셀프벌침표준, 정통성기봉침, 배설이야기5 _ 하고 안 하고 법칙

영웅, 나찬일 영웅의 임상기록 중에서 본인과 체형이 유사한 영웅의 임상기록을 참고하여 즐긴다. 절차에 따라 얼굴벌침, 머리벌침, 아시혈(환부), 사백혈 벌침을 즐기면 좋다. 사마귀 같은 지엽적인 질병에 대한 임상기록도 있으나 사마귀 등이 없는 사람은 제외하고 즐기면 된다.

❖ … 벌침을 즐기면서 반드시 《헛개나무이야기와 정통벌침봉침 4 - 간이 배 밖으로 나오다》라는 교본 책을 참고하여 헛개나무 제대로 달여 마시기를 병행한다.

❖ … 물 마시기 운동을 생활화하여 충분히 물을 섭취한다. 헛개나무 달여 마시기를 하는 경우 성인 기준 1일 물 섭취량인 본인 체중의 2~3% 정도(체중이 70kg인 사람은 1.4~2.1L)의 물을 마시되 헛개나무 달여 마시기를 하는 양을 포함한 물을 마신다.(헛개나무 달여 마시기를 1일 0.5L 정도 마시는 70kg의 체중을 가진 사람이라면 0.9~1.6L의 물을 마심)

❖ … 현미밥을 흰 쌀밥 대신 먹으면서 밀가루를 주로 사용하여 만든 인스턴트 음식을 멀리하려고 노력한다. 영양을 골고루 섭취할 수 있도록 균형 있는 섭취를 생활화해야 한다.

❖ … 대장 건강관리를 위해 유산균에게 이로운 식단으로 섭취를 하면서 필요할 경우 캡슐로 포장된 유산균을 직접 구하여 복용한다.

❖ … 잘못된 생활습관을 개선해야 한다. 잘 씹어서 먹는 습관을 가지고 실행한다. 숟가락 놓고 젓가락 들기 같은 방법도 좋으며 기본적으로 소식을 하려는 노력을 병행해야 한다. 지방이 많은 음식은 절제한다. 충분한 영양 섭취를 위해 골고루 섭취하려고 노력한다.

❖ … 위의 생활방식을 잊지 말고 꾸준히 한다. 음주와 흡연도 해로운 것이니 절제해야 하며 특히 담배는 끊는다. 하고 안 하고 법칙을 이해하고 지키려고 노력한다.

15

삼차신경통, 대상포진,
치질, 크론병

❖ … 벌침에 입문하여 공짜벌침을 즐긴다. 초보자인 경우 《벌침이야기(개정증보판)과 벌침이야기2-누구나 쉽게 즐길 수 있는》 교본 책을 기준하여 신체 벌침 적응 훈련과 남녀성기벌침 적응 훈련을 절차대로 마무리 한다. 벌침은 사이비벌침이 통하지 않는다는 사실을 명심하고 반드시 교본 책대로 신체에 벌독항체가 만들어지게 해야 한다.

❖ … 훈련을 마무리 한 사람은 《벌침봉침임상소설-질병과의 전쟁》이라는 교본 책을 참고하여 박소영 영웅, 김덕배 영웅의 임상기

록 중에서 본인과 체형이 유사한 영웅의 임상기록을 참고하여 즐긴다. 절차에 따라 얼굴벌침, 머리벌침, 사타구니벌침, 아시혈(환부) 벌침을 즐기되 치질인 경우 환부에서 3센티 정도 떨어진 부위에 맞는다. 사마귀 같은 지엽적인 질병에 대한 임상기록도 있으나 사마귀 등이 없는 사람은 제외하고 즐기면 된다.

❖ … 벌침을 즐기면서 반드시 《헛개나무이야기와 정통벌침봉침 4-간이 배 밖으로 나오다》라는 교본 책을 참고하여 헛개나무 제대로 달여 마시기를 병행한다.

❖ … 물 마시기 운동을 생활화하여 충분히 물을 섭취한다. 헛개나무 달여 마시기를 하는 경우 성인 기준 1일 물 섭취량인 본인 체중의 2~3% 정도(체중이 70kg인 사람은 1.4~2.1L)의 물을 마시되 헛개나무 달여 마시기를 하는 양을 포함한 물을 마신다.(헛개나무 달여 마시기를 1일 0.5L 정도 마시는 70kg의 체중을 가진 사람이라면 0.9~1.6L의 물을 마심)

❖ … 현미밥을 흰 쌀밥 대신 먹으면서 밀가루를 주로 사용하여 만든 인스턴트 음식을 멀리하려고 노력한다. 영양을 골고루 섭취할 수 있도록 균형 있는 섭취를 생활화해야 한다.

❖ … 대장 건강관리를 위해 유산균에게 이로운 식단으로 섭취를 하면서 필요할 경우 캡슐로 포장된 유산균을 직접 구하여 복용한다.

❖ … 잘못된 생활습관을 개선해야 한다. 잘 씹어서 먹는 습관을 가지고 실행한다. 숟가락 놓고 젓가락 들기 같은 방법도 좋으며 기본적으로 소식을 하려는 노력을 병행해야 한다. 지방이 많은 음식은 절제한다. 충분한 영양 섭취를 위해 골고루 섭취하려고 노력한다.

❖ … 위의 생활방식을 잊지 말고 꾸준히 한다. 음주와 흡연도 해로운 것이니 절제해야 하며 특히 담배는 끊는다. 하고 안 하고 법칙을 이해하고 지키려고 노력한다.

16

알콜중독, 알콜의존증,
우울증, 무기력증

❖ … 벌침에 입문하여 공짜벌침을 즐긴다. 초보자인 경우《벌침
이야기(개정증보판)과 벌침이야기2-누구나 쉽게 즐길 수 있는》교본
책을 기준하여 신체 벌침 적응 훈련과 남녀성기벌침 적응 훈련을 절
차대로 마무리 한다. 벌침은 사이비벌침이 통하지 않는다는 사실을
명심하고 반드시 교본 책대로 신체에 벌독항체가 만들어지게 해야
한다.

❖ … 훈련을 마무리 한 사람은《벌침봉침임상소설-질병과의 전

쟁》이라는 교본 책을 참고하여 김덕배 영웅, 최갑용 영웅, 나찬일 영웅의 임상기록 중에서 본인과 체형이 유사한 영웅의 임상기록을 참고하여 즐긴다. 절차에 따라 성기벌침, 머리벌침, 아시혈(환부) 벌침을 즐기면 좋다. 사마귀 같은 지엽적인 질병에 대한 임상기록도 있으나 사마귀 등이 없는 사람은 제외하고 즐기면 된다.

❖ … 벌침을 즐기면서 반드시《헛개나무이야기와 정통벌침봉침 4-간이 배 밖으로 나오다》라는 교본 책을 참고하여 헛개나무 제대로 달여 마시기를 병행한다.

❖ … 물 마시기 운동을 생활화하여 충분히 물을 섭취한다. 헛개나무 달여 마시기를 하는 경우 성인 기준 1일 물 섭취량인 본인 체중의 2~3% 정도(체중이 70kg인 사람은 1.4~2.1L)의 물을 마시되 헛개나무 달여 마시기를 하는 양을 포함한 물을 마신다. (헛개나무 달여 마시기를 1일 0.5L 정도 마시는 70kg의 체중을 가진 사람이라면 0.9~1.6L의 물을 마심)

❖ … 현미밥을 흰 쌀밥 대신 먹으면서 밀가루를 주로 사용하여 만든 인스턴트 음식을 멀리하려고 노력한다. 영양을 골고루 섭취할 수 있도록 균형 있는 섭취를 생활화해야 한다.

❖ … 대장 건강관리를 위해 유산균에게 이로운 식단으로 섭취를 하면서 필요할 경우 캡슐로 포장된 유산균을 직접 구하여 복용한다.

❖ ⋯ 잘못된 생활습관을 개선해야 한다. 잘 씹어서 먹는 습관을 가지고 실행한다. 숟가락 놓고 젓가락 들기 같은 방법도 좋으며 기본적으로 소식을 하려는 노력을 병행해야 한다. 지방이 많은 음식은 절제한다. 충분한 영양 섭취를 위해 골고루 섭취하려고 노력한다.

❖ ⋯ 위의 생활방식을 잊지 말고 꾸준히 한다. 음주와 흡연도 해로운 것이니 절제해야 하며 특히 담배는 끊는다. 하고 안 하고 법칙을 이해하고 지키려고 노력한다.

17

건망증, 불면증,
왜소 콤플렉스

❖ … 벌침에 입문하여 공짜벌침을 즐긴다. 초보자인 경우《벌침이야기(개정증보판)과 벌침이야기2-누구나 쉽게 즐길 수 있는》교본 책을 기준하여 신체 벌침 적응 훈련과 남녀성기벌침 적응 훈련을 절차대로 마무리 한다. 벌침은 사이비벌침이 통하지 않는다는 사실을 명심하고 반드시 교본 책대로 신체에 벌독항체가 만들어지게 해야 한다.

❖ … 훈련을 마무리 한 사람은《벌침봉침임상소설-질병과의 전쟁》이라는 교본 책을 참고하여 손영미 영웅, 김덕배 영웅, 최갑용

영웅, 윤미령 영웅, 나찬일 영웅의 임상기록 중에서 본인과 체형이 유사한 영웅의 임상기록을 참고하여 즐긴다. 절차에 따라 성기벌침, 머리벌침, 얼굴벌침을 즐기면 좋다. 사마귀 같은 지엽적인 질병에 대한 임상기록도 있으나 사마귀 등이 없는 사람은 제외하고 즐기면 된다.

❖ … 벌침을 즐기면서 반드시 《헛개나무이야기와 정통벌침봉침 4-간이 배 밖으로 나오다》라는 교본 책을 참고하여 헛개나무 제대로 달여 마시기를 병행한다.

❖ … 물 마시기 운동을 생활화하여 충분히 물을 섭취한다. 헛개나무 달여 마시기를 하는 경우 성인 기준 1일 물 섭취량인 본인 체중의 2~3% 정도(체중이 70kg인 사람은 1.4~2.1L)의 물을 마시되 헛개나무 달여 마시기를 하는 양을 포함한 물을 마신다. (헛개나무 달여 마시기를 1일 0.5L 정도 마시는 70kg의 체중을 가진 사람이라면 0.9~1.6L의 물을 마심)

❖ … 현미밥을 흰 쌀밥 대신 먹으면서 밀가루를 주로 사용하여 만든 인스턴트 음식을 멀리하려고 노력한다. 영양을 골고루 섭취할 수 있도록 균형 있는 섭취를 생활화해야 한다.

❖ … 대장 건강관리를 위해 유산균에게 이로운 식단으로 섭취를 하면서 필요할 경우 캡슐로 포장된 유산균을 직접 구하여 복용한다.

❖ … 잘못된 생활습관을 개선해야 한다. 잘 씹어서 먹는 습관을 가지고 실행한다. 숟가락 놓고 젓가락 들기 같은 방법도 좋으며 기본적으로 소식을 하려는 노력을 병행해야 한다. 지방이 많은 음식은 절제한다. 충분한 영양 섭취를 위해 골고루 섭취하려고 노력한다.

❖ … 위의 생활방식을 잊지 말고 꾸준히 한다. 음주와 흡연도 해로운 것이니 절제해야 하며 특히 담배는 끊는다. 하고 안 하고 법칙을 이해하고 지키려고 노력한다.

18

타박상, 골절상,
근육통, 좌골신경통

❖ … 벌침에 입문하여 공짜벌침을 즐긴다. 초보자인 경우《벌침
이야기(개정증보판)과 벌침이야기2-누구나 쉽게 즐길 수 있는》교본
책을 기준하여 신체 벌침 적응 훈련과 남녀성기벌침 적응 훈련을 절
차대로 마무리 한다. 벌침은 사이비벌침이 통하지 않는다는 사실을
명심하고 반드시 교본 책대로 신체에 벌독항체가 만들어지게 해야
한다.

❖ … 훈련을 마무리 한 사람은《벌침봉침임상소설-질병과의 전
쟁》이라는 교본 책을 참고하여 박소영 영웅, 김덕배 영웅, 최갑용

영웅, 윤미령 영웅, 나찬일 영웅의 임상기록 중에서 본인과 체형이 유사한 영웅의 임상기록을 참고하여 즐긴다. 절차에 따라 성기벌침, 머리벌침, 어시혈(환부) 벌침을 즐기면 좋다. 사마귀 같은 지엽적인 질병에 대한 임상기록도 있으나 사마귀 등이 없는 사람은 제외하고 즐기면 된다.

❖ … 벌침을 즐기면서 반드시 《헛개나무이야기와 정통벌침봉침 4-간이 배 밖으로 나오다》라는 교본 책을 참고하여 헛개나무 제대로 달여 마시기를 병행한다.

❖ … 물 마시기 운동을 생활화하여 충분히 물을 섭취한다. 헛개나무 달여 마시기를 하는 경우 성인 기준 1일 물 섭취량인 본인 체중의 2~3% 정도(체중이 70kg인 사람은 1.4~2.1L)의 물을 마시되 헛개나무 달여 마시기를 하는 양을 포함한 물을 마신다. (헛개나무 달여 마시기를 1일 0.5L 정도 마시는 70kg의 체중을 가진 사람이라면 0.9~1.6L의 물을 마심)

❖ … 현미밥을 흰 쌀밥 대신 먹으면서 밀가루를 주로 사용하여 만든 인스턴트 음식을 멀리하려고 노력한다. 영양을 골고루 섭취할 수 있도록 균형 있는 섭취를 생활화해야 한다.

❖ … 대장 건강관리를 위해 유산균에게 이로운 식단으로 섭취를 하면서 필요할 경우 캡슐로 포장된 유산균을 직접 구하여 복용한다.

❖ … 잘못된 생활습관을 개선해야 한다. 잘 씹어서 먹는 습관을 가지고 실행한다. 숟가락 놓고 젓가락 들기 같은 방법도 좋으며 기본적으로 소식을 하려는 노력을 병행해야 한다. 지방이 많은 음식은 절제한다. 충분한 영양 섭취를 위해 골고루 섭취하려고 노력한다.

❖ … 위의 생활방식을 잊지 말고 꾸준히 한다. 음주와 흡연도 해로운 것이니 절제해야 하며 특히 담배는 끊는다. 하고 안 하고 법칙을 이해하고 지키려고 노력한다.

19

기타 잡병들의 예방 및 치료,

❖ ⋯ 벌침에 입문하여 공짜벌침을 즐긴다. 초보자인 경우 《벌침이야기(개정증보판)과 벌침이야기2-누구나 쉽게 즐길 수 있는》 교본 책을 기준하여 신체 벌침 적응 훈련과 남녀성기벌침 적응 훈련을 절차대로 마무리 한다. 벌침은 사이비벌침이 통하지 않는다는 사실을 명심하고 반드시 교본 책대로 신체에 벌독항체가 만들어지게 해야 한다. 아프지 않은 사람도 질병의 예방을 위해 벌침 마니아가 되어 벌침을 즐기면 이롭다. 모든 질병의 가장 좋은 치료법은 질병이 발병하지 않도록 예방하는 것이다. 질병을 예방하려는 노력이야말로 가장 효과적이며 완벽한 치료법이 된다.

❖ … 훈련을 마무리 한 사람은 질병이 있다면《벌침봉침임상소설-질병과의 전쟁》이라는 교본 책을 참고하여 박소영 영웅, 김덕배 영웅, 윤미령 영웅, 나찬일 영웅, 손영미 영웅, 최갑용 영웅, 양미정 영웅들 중에서 자신과 체형(나이, 체중)이나 질병의 증세가 유사한 영웅의 임상기록을 참고하여 벌침을 즐긴다. 아프지 않은 사람이 질병의 예방을 위해 벌침을 취미로 즐길 때는 초기 3개월까지는 1회에 10여방 내외로 기본 혈자리를 중심으로 즐기고 6개월까지 20여방 내외로 즐기면 된다. 취미로 즐기는 인터벌은 일주일에 1~3회 정도면 되는데 본인의 정량에 맞춰 조정하여 즐긴다. 사마귀 같은 지엽적인 질병에 대한 임상기록도 있으나 사마귀 등이 없는 사람은 제외하고 즐기면 된다.

❖ … 벌침을 즐기면서 반드시《헛개나무이야기와 정통벌침봉침 4-간이 배 밖으로 나오다》라는 교본 책을 참고하여 헛개나무 제대로 달여 마시기를 병행한다.

❖ … 물 마시기 운동을 생활화하여 충분히 물을 섭취한다. 헛개나무 달여 마시기를 하는 경우 성인 기준 1일 물 섭취량인 본인 체중의 2~3% 정도(체중이 70kg인 사람은 1.4~2.1L)의 물을 마시되 헛개나무 달여 마시기를 하는 양을 포함한 물을 마신다. (헛개나무 달여 마시기를 1일 0.5L 정도 마시는 70kg의 체중을 가진 사람이라면 0.9~1.6L의 물을 마심)

❖ ⋯ 현미밥을 흰 쌀밥 대신 먹으면서 밀가루를 주로 사용하여 만든 인스턴트 음식을 멀리하려고 노력한다. 영양을 골고루 섭취할 수 있도록 균형 있는 섭취를 생활화해야 한다.

❖ ⋯ 대장 건강관리를 위해 유산균에게 이로운 식단으로 섭취를 하면서 필요할 경우 캡슐로 포장된 유산균을 직접 구하여 복용한다.

❖ ⋯ 잘못된 생활습관을 개선해야 한다. 잘 씹어서 먹는 습관을 가지고 실행한다. 숟가락 놓고 젓가락 들기 같은 방법도 좋으며 기본적으로 소식을 하려는 노력을 병행해야 한다. 지방이 많은 음식은 절제한다. 충분한 영양 섭취를 위해 골고루 섭취하려고 노력한다.

❖ ⋯ 위의 생활방식을 잊지 말고 꾸준히 한다. 음주와 흡연도 해로운 것이니 절제해야 하며 특히 담배는 끊는다. 하고 안 하고 법칙을 이해하고 지키려고 노력한다.

20

계통치료와 척추관협착증, 역류성 식도염, 원형탈모, 밀가루 음식 절제

척추관협착증이라는 질병이 있다. 신경이 지나가는 척추관이 좁아지게 되어 신경을 건드려 허리와 다리가 아픈 질병이다. 무거운 것을 자주 드는 직업을 가졌거나 서서 일을 하는 사람들에게 자주 발병하는 질병이다. 또한 상체가 비만이 되어 늘 무거운 상태로 척추에 부담을 주거나 척추 주변의 근육이 운동이 부족하여 약화된 경우에 발병하는 질병이다. 척추관협착증을 다스리려면 무거운 것을 드는 일을 줄이고, 서서 일을 하다가 앉거나 눕는 휴식을 취하는 것이 좋다. 물론 벌침을 즐기는 것은 기본이다. 아픈 부위에 절차에 따라 벌침을 즐기는 이유는 염증 유발을 막고 환부의 말단 세포까지 혈액순환을 원활하게 하여 세포의 노화를 지연시켜야 하며, 망가진 모세혈관 벽을 재생시켜야 하기 때문이다. 이것은 기본적인 대책이며 근본적인 원인을 제거하기 위해서는 현미밥을 먹고 물을 충분히 마시면서 헛개나무 제대로 달여 마시기를 해야 한다. 똥배를 빼서 체중을 줄여 척추에 상체 하중의 부담을 덜어줘야만 한다. 그리고 허리나 배 부위의 근육을 튼튼하게 해야 척추가 부담하는 상체의 하중을 근육이 덜어주게 되어 척추관협착증이 재발되는 것을 방지해준다. 이와 같이 계통적치료법이란 허리가 아플 때 현미밥을 먹고, 물을 마시고, 운동을 해야 근본적으로 질병 발병원인을 제거하여 질병의 원점을 타격하는 것이다. 운동을 할 때는 윗몸일으키기, 훌라후프, 가꾸로 매달리기 같은 것이 좋다. 역류성 식도염 또한 마찬가지이다. 역시 발병원인들을 제거하는 것이 먼저이다. 천천히 씹어서 먹고, 밀가루 음식은 중단하고, 목과 어깨 부위가 배 부위보다 약간 높게 하여 자는 습관을 가져야 한다. 위산과다인 경우가 많으므로 산성식품을 지양하고, 알칼리성 음식을 섭취하려고 노력하며 저녁은 가능하면 오후 7시 이전에 먹고 충분히 소화를 시킨 다음에 잠자리에 들어야 한다. 술과 담배도 금해야 한다. 성격이 예민한 사람들이 마음의 여유가 부족할 때 잘 나타나는 질병이므로 그런 성격을 바꾸려는 노력도 필요하다. 술을 과하게 마셔 토하는 경우 위산이 섞인 음식물이 식도에 부담을 주게 된다는 사실도 알고 음식물을 토할 정도로 음주를 하면 곤란하다. 위가 소화를 하려면 에너지가 필요한데 일상생활에서 옷을 따스하게 입어야 하며, 잠자리에서 배 부위엔 반드시 이불을 덮어 위장의 열손실을 막아야 한다. 물론 현미밥, 물 마시기 운동, 벌침 즐기는 것은 기본적으로 행하면서 말이다. 원형탈모가 있는 경우 계통치료에 대하여 생각해보자. 원인을 알 수 없는 질병인 경우 대게 스트레스성이라고 말한다. 특별히 꼬집어서 질병 발병원인을 말하기 곤란할 때 그렇게 말하는 것이다. 스트레스성이라고 하면 틀린 말이 되지 않고 모든 핑계를 스트레스에게 돌리게 되어 편리한 상식이다. 원형탈모를 다스리려면 일단 벌침 마니아가 되어 원형탈모가 있는 환부에 벌침을 2방 정도로 일주일에 2~3회 정도로 맞는다. 그리고 현미밥을 먹고, 물 마시기 운동을 해야 한다. 밀가루 음식을 좋아해서 대장 환경이 정상적이지 않은 사람은 캡슬로 된 유산균을 집적 복용하여 대장 환경을 정상적으로 바꿔줘야 한다. 대장에서 유산균보다 유해균들의 세력이 월등하게 많아지게 되면 유해균들이 배출하는 나쁜 독소들이 간에게 상당한 부담을 주게 되고 간이 충분히 독소 배출을 하지 못하게 되면, 혈액이 탁하게 되고 두피에 영양공급이 충분치 않게 되어 탈모가 진행된다. 고질적인 질병들은 원인적 치료, 계통적 치료, 근본치료가 필요하다. 임시방편인 치료방법은 질병의 재발이라는 싸이클에 갇히게 된다. 그러면 평생 밥보다 약을 더 먹으면서 괴롭게 된다. 이와 같이 모든 질병에 대한 예방 및 치료는 계통적으로 원인을 찾아 제거해야만 근본대책이 수립된다. 원인을 제거하지 않고 계통을 생각하지 않고 질병 문제에 접근을 한다면 사람들이 돌팔이 또는 선무당이라고 놀릴 것이다.